Siglinda Oppelt

DAS LICHT IN DIR

arkana

Siglinda Oppelt

DAS LICHT IN DIR

Wie wir die größte Lebenskraft für uns nutzen

arkana

Wichtiger Hinweis: Bitte beachten Sie, dass in diesem Buch und insbesondere mit den geschriebenen und gesprochenen Lichtmeditationen keine Heilversprechen gegeben werden. Es werden hierin Möglichkeiten aufgezeigt, die geeignet sind, die eigenen Selbstheilungskräfte zu aktivieren. Die vorgestellte Methode stellt keine Diagnosen und ist kein Ersatz für eine medizinische, medikamentöse oder therapeutische Behandlung; die Lichtmeditationen sind mit jeder Art von ärztlicher oder therapeutischer Behandlung kombinierbar.

Die Personennamen in den Fallbeispielen sind geändert.

MIX
Papier aus verantwortungsvollen Quellen
FSC® C014496
FSC www.fsc.org

Verlagsgruppe Random House FSC® N001967
Das für dieses Buch verwendete
FSC®-zertifizierte Papier *Munken Premium*
liefert Arctic Paper Munkedals AB, Schweden.

1. Auflage
Originalausgabe

Lektorat: Anne Nordmann
Satz: Buch-Werkstatt GmbH, Bad Aibling
Umschlaggestaltung: Uno Werbeagentur, München
Druck und Bindung: GGP Media GmbH, Pößneck
Printed in Germany
ISBN 978-3-442-34180-1

www.arkana-verlag.de

Inhalt

Einleitung – Das Licht in Dir

Schon als Kind wollte ich begreifen, was hier *eigentlich* vor sich geht. Was macht unsere Wirklichkeit aus? Fasziniert und gebannt lauschte ich den Gesprächen meiner Eltern mit ihren Freunden und Bekannten. Ich konnte spüren, dass hier mehr präsent war als das, was mit Worten ausgetauscht wurde. Welche Energien waren da im Spiel? Was war es wirklich, was da wirkte? Obwohl dieses Feld, das ich heute als geistiges bezeichnen würde, nicht greifbar war, konnte man es doch fühlen. Waren wir bei Bekannten zu Besuch, fand ich alle Aufforderungen »Geh doch spielen!«, oft nicht so spannend wie das, was hier präsent war.

Irgendwie war es spürbar für mich als Knirps, dass es eine Ebene dahinter gibt, hinter der vordergründigen Welt. Dieses Bestreben, herauszufinden, was auf dem Grunde unserer Wirklichkeit ist, zieht sich als roter Faden durch mein Leben. Später im Berufsleben weckten insbesondere die Erkenntnisse der Quantenphysik meine Neugier; sie offenbarten mir mehr als manche spirituellen Lehrbücher, wie faszinierend unser Sein ist.

Auf dem Urgrund der Materie ist ein geistiges Feld, das hat schon der Nobelpreisträger Max Planck gesagt, der Begründer der Quantenphysik. Zwischen der Quantentheorie und meiner angestammten Businesswelt, in der ich seit vielen Jahren als Unternehmensberaterin unterwegs bin, konnte ich frappierende Parallelen erkennen. Ich fand bestätigt, was ich schon seit langem beobachtete, nämlich wie wir mit unserem Geist und Bewusstsein den Erfolg oder Misserfolg eines Unternehmens beeinflussen. Diesem Thema habe ich weite Teile meiner ersten beiden Bücher gewidmet (*Management für die Zukunft: Spirit in Business – anders denken und führen* sowie *Quantensprung im Business. – Erfolgreich in die neue Zeit.*).

Parallel zu meiner beruflichen Beschäftigung mit dem Thema versuchte ich auch meine persönlichen spirituellen Erfahrungen zu vertiefen. Mein Weg führte mich mehrmals nach Israel, wo ich auf einer spirituellen Reise Folgendes erlebte: Ich saß in einer kleinen, stillen Seitenkapelle auf dem Berg Tabor und hörte den Satz: »Mach Materie in ihrer ursprünglichsten Form sichtbar.« Nanu? Gleichermaßen freudig berührt und erstaunt stimmte ich innerlich zu. Ja, ich würde darüber ein Buch schreiben. Die Materie und ihr Urgrund hatten mich ja schon immer fasziniert, doch nun sollte es offenbar noch unter die Quantenebene gehen, in noch tiefere Schichten der Wirklichkeit.

Sollte es Zufall gewesen sein, dass mir dieser Auftrag auf dem Berg Tabor erteilt wurde? Es hätte wohl kaum einen passenderen Ort geben können, so wurde mir im Nachhinein klar, denn schließlich hatte sich Jesus hier in seiner durchlichteten körperlichen Gestalt gezeigt. Ich wusste, so weit war ich in meinen wissenschaftlichen Recherchen schon vorgedrungen, dass wir unterhalb der Quantenebene aus Lichtenergie und Information bestehen.

Wieder zu Hause machte ich mich gleich an die Arbeit, verfasste einige Textentwürfe und schickte ein Exposé an einen Verlag. Es wurde abgelehnt. Natürlich war ich frustriert. So legte ich die Schreibarbeit erst einmal beiseite und konzentrierte mich wieder auf meinen Beratungsberuf. Dann eines Samstagabends, ich hatte gerade einen entspannten Tag mit meinem Partner in der Sauna verbracht, nahm ich ein Ohrgeräusch wahr. »Oh Gott, ein Hörsturz!«, befürchtete ich einigermaßen alarmiert. Das durfte doch nicht wahr sein. War ich überfordert gewesen? Oder sollte ein Problem in der jüngsten Vergangenheit mich mehr belastet haben, als ich es mir hatte eingestehen wollen?

Der Besuch beim Arzt linderte das Symptom, konnte es jedoch nicht zum Verschwinden bringen. Mal war es weniger, mal wieder stärker da. Der Termin bei einer Heilpraktikerin brachte die Überraschung: Ich hatte bei ihr ein Reading in der Akasha-Chronik, dem Buch des Lebens, gebucht, das heißt ich wollte an meine persönlichen Meister und Lehrer aus der geistigen Welt Fragen stellen, die mir am Herzen lagen. Und die Heilpraktikerin fungierte dabei als Übermittlerin.

Auf meine Frage, was ich tun könne, um dieses Ohrgeräusch loszuwerden, sagte die Heilpraktikerin: »Hm, Moment. Vielleicht geht es gar nicht darum. Wir fragen mal anders. Denn es kann sein, dass da etwas durchgegeben werden soll.« Und genau das wurde von der geistigen Welt bejaht. Verdutzt hörte ich weiter zu. Brüder und Schwestern im Licht wollten mir helfen, durchzuschauen, durchzublicken auf die Urstruktur der Materie – auf das Licht in uns – und eine Anleitung geben, wie wir es nutzen können für uns und unsere Heilung. Das sollte sich als der Missing Link und das Herzstück für dieses Buch herausstellen. Die Geschwister im Licht gaben mir Heilanweisungen durch und zwar nicht nur für mich, sondern für alle Menschen.

Es geht darum, unsere physische Grundstruktur als ein Licht- und Informationsgewebe zu verstehen, das sich mit den Erkenntnissen der Quantenphysik und der spirituellen Mystiker deckt.

Das Buch enthält zum Teil wörtliche Durchsagen, die ich aus der geistigen Welt empfangen habe, doch auch der Rest des Textes ist durch die geistige Welt inspiriert. Sie ließ mich die hier vorgestellten wissenschaftlichen Erkenntnisse auswählen und zusammenfügen. Die Passagen, in denen sich die Brüder und Schwestern im Licht direkt an den Leser wenden, sind in anderer Schrift gesetzt.

Die Grundaussage dieses Buches ist, dass wir in der Tiefe unseres Seins, in dem ewigen Licht unserer Seele, immer heil sind und wir uns aus diesem inneren Licht- und Informationspool in uns jederzeit selbst heilen können. Wie das vonstattengehen kann, wird hier gezeigt werden. Dabei gibt es nichts zu tun, außer der oder die zu sein, die wir sind. Wir können uns selbst gewissermaßen zuschauen bei der Heilung aus dem eigenen inneren Licht. Das Einzige, was dafür nötig ist, ist die Überzeugung, dass wir in jeder Sekunde unseres Daseins heil sind, die Zustimmung also zu dem, was wir ohnehin sind, egal, ob wir derzeit gesund oder krank sind.

Aus unserer inneren göttlichen Quelle können wir dem inneren Licht Raum geben und ihm gestatten, sich im Körper auszubreiten und kranke Stellen zu durchfluten. Wir tragen dieses exzellente Heilungsvermögen in uns, es wartet nur darauf, entdeckt und genutzt zu werden.

Doch der Begriff Heilsein umfasst nicht nur das Freisein von Krankheit. Er bezieht sich auf unsere immerwährende Seinsessenz. Wie diese sich auch in gesunden finanziellen Strömen, gesunden Beziehungen und auch in einem guten Sein und Wirken am Arbeitsplatz ausdrücken kann, darauf werden wir ebenfalls eingehen.

Ich freue mich, die Informationen, die ich empfangen habe, mit Ihnen teilen zu dürfen und wünsche Ihnen gute Anregungen und viel Vergnügen.

Mit den besten Grüßen von den Brüdern und Schwestern im Licht soll ich Ihnen sagen:

Ihr seid heil.
Ihr seid heil.
Ihr seid heil.

Kapitel I –
Dem eigenen Licht auf der Spur in der Astro- und Quantenphysik

Alle Materie und alles Leben ist Licht – nichts Geringeres sagen uns die faszinierenden Forschungsergebnisse der Astro- und Quantenphysik. In diesem Kapitel erwartet Sie ein Einblick in die Urstruktur unseres Seins. Neue, spannende Erkenntnisse aus der Wissenschaft erläutern uns das Seinsgewebe der Schöpfung. Dabei schreiben sie dem Licht *den* alles durchdringenden, lebensspendenden und informationsgebenden Einfluss zu.

Das Wissen darum hilft, uns einzuschwingen auf die wahre Schönheit, die unermessliche Kraft und Potenz in uns. Unser Blick beginnt sich zu öffnen für das Licht, das wir in uns tragen.

Sind wir tatsächlich das Licht der Welt?

Wahrscheinlich kennen Sie das Zitat von Jesus »Ihr seid das Licht der Welt«. Was sagt er da eigentlich genau? Er sagt nicht, Ihr *sollt* das Licht sein, wie es landläufig häufig interpretiert wird. Auch ich habe diesen Satz viele Jahre so verstanden. Als mir zum ersten Mal klar wurde, dass da nicht von »sein sollen«, sondern von »sein« die Rede war, veränderte das meine Weltsicht komplett.

Dieses Licht ging mir auf, als ich eher zufällig eine Kirche betrat, um ein wenig auszuruhen und mich zu sammeln. Ich war auf dem Weg zu einem Kunden, und da die Autobahn staufrei gewesen war, blieben mir jetzt noch anderthalb Stunden Zeit bis zu meinem Beratungstermin. Also hatte ich noch einen Spaziergang gemacht und war auf die Kirche gestoßen, wo ich mich nun einfach ein wenig in die Stille setzen wollte. Was ich nicht wusste, war, dass darin gerade eine Hochzeitszeremonie abgehalten wurde – und noch weniger ahnte ich, dass mich dort eine kleine Sensation erwarten würde, die mein Leben oder zumindest mein Verständnis davon drastisch verändern sollte.

Da ich durch ein lautes Quietschen der Kirchentür in die Feier geplatzt war, setzte ich mich erst einmal hin, um nicht gleich wieder ähnlich geräuschvoll zu verschwinden. Ein schwarzer humorvoller Pfarrer vollzog gerade die Trauung. Er war es, der mich mein grundlegendes Missverständnis dieses Jesus-Zitats erkennen ließ, und zwar, als er die Anwesenden darauf aufmerksam machte, dass Jesus nicht gesagt hat: Ihr *sollt* das Licht der Welt sein – im Sinne von: Ihr müsst euch dafür ganz schön anstrengen, also bessere Menschen werden, eure Fehler ausmerzen und Schwächen überwinden, bis ihr es dann endlich seid, das Licht –, sondern nein, ganz im Gegenteil: Ihr *seid* das Licht der Welt. Gegenwart. Präsenz. Jetzt.

Plötzlich verstand ich: Wir müssen nicht erst viele Stunden auf dem Meditationskissen sitzen, Seminare und Coachings besuchen, und uns bemühen, bessere Menschen zu werden oder uns auf irgendeine Weise weiterzuentwickeln. Dieses Licht ist offensichtlich etwas, das schon da ist.

Ihr *seid* das Licht der Welt.

Ich bin das Licht. Jetzt. Sie sind das Licht. Jetzt. Wir sind das Licht der Welt. Jetzt.

Diese Erkenntnis sank tief in mich ein. Und ich ahnte, dass sich diese Aussage mit den Erkenntnissen der Physik decken könnte. Fragen wir einen Physiker, was der Mensch sei, so lautet die Antwort: Materie. Doch Materie, so erfahren wir weiter, gibt es eigentlich gar nicht.

Doch Materie – und das mag manch einen überraschen –, besteht selbst nicht aus Materie.

Der Blick in die Wissenschaft ergibt Erstaunliches

Schon Max Planck hat festgestellt, dass Materie aus Geist besteht. Viele Physiker nach ihm wie Heisenberg oder Dürr haben seine Erkenntnisse vertieft und bestätigt, dass es »Materie an sich« gar nicht gibt. Hans-Peter Dürr zum Beispiel hat nicht weniger als 50 Jahre seines Lebens zu dieser Thematik geforscht. Die Erkenntnis, dass es keine Materie gebe, habe ihn jedoch nicht frustriert, wie er immer wieder bekräftigte, denn schließlich habe er auf dem Urgrund der Materie etwas sehr Spannendes entdecken dürfen: eben, dass Materie nicht aus Materie aufgebaut sei. »Es gibt keine Materie an sich! Alle Materie entsteht und besteht nur durch eine Kraft, welche die Atomteilchen in Schwingung bringt [...]. Dieser Geist ist der Urgrund aller Materie«, so der Nobelpreisträger Max Planck.[1] Und Hans-Peter Dürr ergänzte später: »Materie und Energie treten erst sekundär in Erscheinung – gewissermaßen als geronnener, erstarrter Geist.«[2]

Das muss man sich einmal auf der Zunge zergehen lassen: Materie an sich gibt es gar nicht, sie besteht aus geronnenem Geist. Das würde ja bedeuten, dass wir selbst, also dieser Mensch, der doch sehr materiell und solide da ist, der auf dem Sofa sitzt und ein Buch liest, der in der Küche steht und Kartoffeln schält, oder der in der Nase bohrt, während er Auto fährt, dass dieser Mensch gar nicht aus Materie bestünde.

---

1 Aus seiner Rede im Harnack-Haus in Berlin 1929.

2 Hans-Peter Dürr in einem Vortrag im Lassalle Institut auf dem 3. Internationalen Schönbrunner Symposium, Schweiz 2003.

Nun, wir können das tatsächlich nachvollziehen, wenn wir Materie unter das Mikroskop legen. Nehmen wir doch am besten gleich uns selbst. Also angenommen, wir lägen unter dem Mikroskop und wären gleichzeitig in der Lage, uns selbst zu betrachten, dann sähen wir, dass wir aus Zellen und diese wiederum aus Molekülen und diese wiederum aus Atomen bestehen. Atome ihrerseits bestehen zu über 99 Prozent aus »Nichts«, aus »leerem« Raum. Den allergrößten Teil der Masse eines Atoms finden wir in Form von winzigen Protonen und Neutronen in seinem Kern und sehr leichten, noch winzigeren Elektronen, die um den Kern herumschwirren.

Wenn wir noch genauer und tiefer hinunter auf die subatomare Ebene schauen, stellen wir fest, dass wir letztlich aus Quanten bestehen. Quanten sind winzige Energiepakete, die sich als Welle *und* als Teilchen verhalten können. Und weil diese Möglichkeiten vorhanden sind, wird das Quantenfeld, auf welches wir in der Tiefe der Materie stoßen, auch als ein Feld reiner Potenzialität bezeichnet. Dieses Quantenfeld, das im Hintergrund immer da ist, ist ein Feld unendlicher Möglichkeiten. Wir können uns dieses Quantenfeld vorstellen wie einen »nicht fertig erstarrten Wackelpudding«[3], wie die Wissenschaftsjournalistin Lynne McTaggart es einmal nannte. Materie, die so solide und fest erscheint, entsteht und besteht also bei genauer Betrachtung aus einem wabernden Feld von Möglichkeiten.

Ein Baum, ein Stein, ein Grashalm ... ist »ausgeschmiert« aus diesem Feld der Potenzialität, wie Hans-Peter Dürr es nennt, und hat sich verdichtet zu ebenjener materiellen Form. Das ist der Gerinnungsprozess von Geist zu Materie. Geist in-form-iert die Materie.

Selbst eine Krankheit, die materiell in unserem physischen Körper vorhanden ist, die als eine Möglichkeit ausgeschmiert ist aus

---

3 Lynne McTaggart, *in ihrem Vortrag auf dem Bleep-Kongress,* Hamburg 2010.

dem Feld der Möglichkeiten, ist eben nur eine und nicht die einzige Möglichkeit aus dem unbegrenzten Feld der Potenzialität.

Das werden wir später, in Kapitel III, noch genauer sehen und auch, wie wir aus dem unendlichen Feld die gesunde Möglichkeit wieder hervorholen können. Das Spannende, ja Faszinierende dabei wird sein zu erleben, dass dieses Feld *in uns selbst* verfügbar ist. Es kennt die gute, natürliche Ordnung aller Körperfunktionen, zu der wir zurückfinden können. Die Information darüber, wie unsere materiellen Strukturen gesund sind, ist in uns vorhanden. Hier, in uns selbst, können wir sie finden und aktivieren – für unsere Selbstheilung.

Mit unserem Bewusstsein entscheiden wir uns für eine der Möglichkeiten. »Wir sind in jedem Augenblick gezwungen, auszuwählen, was für uns zur Realität wird«, erläutert der Naturwissenschaftler Walter Medinger. Die Schöpfung ist nicht vollendet. Wir vollenden sie in jedem Augenblick neu.«[4] Wir mit unserem Bewusstsein sind als Beobachter nicht außen vor – vor der Welt – und betrachten das, was »da draußen« in der Realität geschieht; nein, wir sind Mitschöpfer, Kokreatoren und gestalten die Strukturen in uns und in dieser Welt mit.

Eines der beeindruckendsten Experimente der Physik, ja es wurde sogar zum schönsten physikalischen Experiment aller Zeiten gewählt, ist der Doppelspaltversuch. (Der interessierte Leser findet den konkreten Versuchsablauf in meinem Buch *Quantensprung im Business* beschrieben. Hier soll uns das Ergebnis genügen.) Dieses Experiment hat gezeigt, dass Quanten sich entsprechend unserer Aufmerksamkeit verhalten. Quanten, die sich ja als Welle *und* als Teil verhalten können, konstellieren sich erst zu etwas, wenn wir sie anschauen, also wenn wir sie mit einem bestimmten Fokus beobachten. In dem Doppelspaltversuch wurde klar: Entscheidend dafür, wie sich Quanten verhalten – ob als Welle und als Teil,

4 Zitiert in: Siglinda Oppelt, *Quantensprung im Business,* S. 74.

oder nur als Teil –, ist die Auswahl der Versuchsanordnung, also die Wahl des Beobachters, welche Möglichkeiten er den Quanten lässt, sich zu verhalten. Der Beobachter beeinflusst also mit seinem Bewusstsein, was aus dem Feld der reinen Potenzialität im Hintergrund zur Realität im Vordergrund gerinnt.

Wir Menschen haben offensichtlich einen verdinglichenden Zugriff auf die Welt. Die Möglichkeiten werden in einem Schwebezustand gehalten, und erst, wenn ich hinschaue, entscheidet sich, was »gerinnt«. Die im Hintergrund wabernde unendliche, allumfassende Wirklichkeit formt sich erst dann zu etwas aus, wenn wir unsere Aufmerksamkeit auf eine Möglichkeit richten – bis dahin existiert die Welt in einem Schwebezustand der Potenzialität.

Doch wir sind noch nicht bis in die tieferen Tiefen der Materie vorgedrungen. Lassen Sie uns auf unserer Entdeckungsreise weitergehen: auf die Ebene unterhalb der Quanten. Je tiefer wir in uns selbst, in uns materielle Menschen, hineinschauen, umso spannender wird es, denn unterhalb der Quantenebene wartet eine weitere, ganz besondere Kostbarkeit auf uns.

Alle Materie besteht im weitesten Sinne aus Lichtstrukturen

Seiten vielen Jahren schon pflege ich mit Walter Medinger einen regen Austausch über wissenschaftliche Erkenntnisse aus der neueren Forschung. Der studierte Chemiker beschäftigt sich schon lange intensiv mit den Phänomenen der Bio- und Quantenphysik. Einmal wollte ich von ihm wissen, ob wir unterhalb der Quantenebene tatsächlich nur noch Licht und Information sind. (Ich hatte davon in einer meiner Weiterbildungen gehört und war neugierig geworden.) Medinger bestätigte mir dies mit den Worten: »Auf dem Grund der Materie sind wir Licht. Und Licht steht für Energie und Information.« In dem Moment war meine Faszination für die Materie vollends entfesselt – die Wissenschaft sprühte quasi Funken.

> Auf dem Grund der Materie sind wir:
> Licht.
> Und Licht überträgt Energie und Information.

Der Urgrund der Materie besteht aus Licht. Und dieses Licht fungiert als Träger von Informationen, die bestimmte Strukturen impulsieren. Materie ist also als ein in Strukturen verdichtetes Lichtgewebe zu verstehen. Alle Formen, die wir im Außen wahrnehmen, sind ein in Falten gelegtes Lichtgewebe. Licht ist die natürliche, einfache Struktur unseres Seins. In Anlehnung an Johannes Kepler könnten wir also sagen *ubi materia, ibi lux*[5]:

> Wo Materie ist, ist Licht.

Erstaunlich. Äußerst erstaunlich. Da ist die Wissenschaft also zu einer Erkenntnis gelangt, die wir von anderer Seite schon einmal gehört haben: *»Ihr seid das Licht der Welt.«*

Vielleicht haben Sie diese Aussage sogar schon einmal »gesehen«. Kennen Sie das Deckengemälde von Michelangelo in der Sixtinischen Kapelle, wo das Licht, dieser göttliche Funke, von Gott auf den Menschen überspringt? Hat Michelangelo hier etwa eine physikalische Wahrheit gemalt? Sind wir tatsächlich das Licht der Welt?

Den oben angeführten Erkenntnissen zufolge scheint das kein religiöser Mythos, sondern tatsächlich so zu sein. Der göttliche Funke, das Licht der Schöpfung, ist in uns.

---

5 *Ubi materia, ibi geometria,* stellte der Wissenschaftler Johannes Kepler im 17. Jahrhundert fest.

Und nicht nur Forschungsergebnisse der Astro- und der Quantenphysik kommen zu diesem Schluss, auch die Biophysik bestätigt dies, wie wir in Kapitel II noch sehen werden.

Doch bereits der Blick ins Weltall und die Entstehung der Welt lässt uns staunen, wie früh und wie machtvoll Licht wirkt.

Das Licht war vor der Materie da

Aus der Entstehungsgeschichte wissen wir: vor den Sternen war das Licht, nicht umgekehrt. Die Astronomen erläutern uns dies folgendermaßen: Das Universum hat einen Anfang, den Urknall vor 13,7 Milliarden Jahren, und nach diesem ist das Universum in sechs Phasen entstanden. Zuerst gab es das Licht – die Photonen. Dann kamen die zwölf Elementarteilchen dazu – die Materie. In der dritten Phase, als die Welt erst eine Sekunde alt war, entstanden die Kernteilchen; dann, im vierten Schritt, die Atomkerne. Erst 400 000 Jahre später entstanden im fünften Schritt die Atome selbst. Und noch einmal 100 Millionen Jahre später – der sechste Schritt – die Sterne, das Leben und der Mensch. In sechs Phasen (»sechs Tagen«) entstand also die Materie aus dem Licht. Das Licht war vor den Sternen da. Nicht umgekehrt. Wie in der Physik, so auch in alten Schriften. Ist das Zufall? Oder ahnten die Menschen schon, was die Naturwissenschaft heute weiß?[6]

Das erste Licht des Weltalls ist bis heute präsent, gut 400 Photonen davon gibt es noch in jedem Kubikzentimeter Weltraum.[7] Und dieses erste Licht konnte im Jahr 2013 mit der Raumsonde Planck gemessen werden; somit wurde erst vor kurzem das »schärfste Babyphoto des Alls« gemacht. Es ist eine kosmische Hintergrundstrahlung, die bis heute das All erfüllt und als Nach-

6 Vgl. Quarks, TV-Sendung vom 10. Mai 2011: www.wdr.de/tv/quarks/sendungsbeiträge/2011/0510/003_weltformel.jsp

7 Vgl. *bild der wissenschaft* 9, 2013, »Das Echo des Urknalls«, S. 43

hall des Urknalls zu verstehen ist. Das Licht des Ursprungs hinterließ im Kosmos wie auch der gesamten Schöpfung seinen Fingerabdruck. Es vibriert fortwährend. Das Urlicht der Schöpfung ist in uns und um uns herum. Es ist in uns und jedem materiellen Gewebe vorhanden.

»Es werde Licht!« Wie machtvoll, wie lebenskreierend, wie lebenswirksam Licht ist, wird sowohl in der Entstehung des Universums, als auch an uns Menschen deutlich, wie wir im Folgenden sehen werden. Dazu müssen wir das wellenartige, strukturbildende Schöpfungsgeschehen noch tiefer verstehen. Die Gravitationswellen, auch G-Wellen oder kosmische Hintergrundwellen genannt, helfen uns dabei.

Die Gravitationswellen entstanden nach dem Urknall. Das Wichtigste, was es über sie zu wissen gilt, ist, dass die G-Wellen die Träger aller übrigen Wellen, also auch der Lichtwellen sind. Mit diesem Wissen haben Sie, lieber Leser, etwas verstanden, woran die Nobelpreisträger Albert Einstein und Richard Feynman noch verzweifelten.

Diese Episode nur am Rande: Einstein hatte erstmals 1916 die Existenz von G-Wellen postuliert, seine Theorie später immer wieder verworfen, nur um sie bald darauf erneut aufzustellen. In ähnlicher Weise rangen seine Kollegen mit diesem Thema. Noch 1962 schrieb Richard Feynman seiner Frau, der Streit über die theoretische Existenz der Wellen sei schlecht für seinen Kreislauf.

Seit 2014 liegt nun endlich ein Abbild dieser grundlegenden, alles Leben durchschwingenden Gravitationswellen vor. Es ist gelungen, die G-Wellen bereits vor Ablauf der ersten Sekunde nach dem Urknall zu messen, in der 10^{-32} Sekunde; das heißt, die G-Wellen waren bereits in 0,000 000 000 000 000 000 000 000 000 0 00 01 Sekunden da. (Bis dahin reichen jedenfalls unsere heutigen Messverfahren.) Die Daten des Bicep2-Teleskops lieferten quasi »ein Foto, ein Selbstbild vom Urknall«. *Die Zeit* vom 20. März 2014 schreibt dazu, es herrsche Partystimmung unter Physikern: »›Wir sehen zum ersten Mal den Urknall selbst‹, begeistert sich der Gravitationsphysiker Bernhard Schutz vom Albert-Einstein-Institut in Potsdam. [...] ›Wir laufen hier am MIT alle mit einem breiten Lächeln durch die Gegend‹«[8], ergänzte sein Kollege vom Massachusetts Institute of Technolgy, der Kosmologe Max Tegmark.

Warum diese Begeisterung? Nun, sobald wir verstehen, dass die Schwingung der G-Wellen in allem schwingt, was existiert, fällt es uns leicht, diese Euphorie zu teilen.

Machen wir uns bewusst, dass über 90 Prozent der stabilen Masse im Universum aus Protonen besteht, und somit auch die Materie unseres menschlichen Körpers, wird die Bedeutsamkeit der G-Welle klar. Sie erinnern sich: Als wir die Materie betrachtet haben, sahen wir, dass unsere Atome zu über 99 Prozent aus »Nichts« bestehen. Die physische Masse in den Atomen ist also extrem gering und hauptsächlich in den Protonen im Atomkern zu finden (die Masse der Elektronen ist sehr viel winziger und vernachlässigbar gering). Die stabile Masse in der Materie ist vor allem in den Protonen angesiedelt. Und diese – meine Protonen! – vibrieren in der Frequenz der G-Welle!

> Die Gravitationswelle beschreibt die Grundschwingung
> von Protonen,
> und damit *die Grundschwingung des Lebens!*

In mir pulsiert die G-Welle, die kosmische Hintergrundwelle, die auch die Lichtwellen in mir trägt.

Sehen Sie, es ist ganz leicht zu verstehen, nicht wahr? Was Ihnen gelungen ist, daran sind vor Ihnen immerhin zwei Nobelpreisträger gescheitert. Aber, das ist ja klar: Die Wissenschaft kann immer nur auf dem vorläufig letzten Stand der Erkenntnis sein.

---

8 Max Rauner und Ulrich Schnabel: »Ein Selfie vom Urknall«, in: *Die Zeit*, 20.3.2014, S. 37 f.

Als Wissenschaftler können wir nur nach und nach dechiffrieren, was wir erleben.

Worauf uns die nun bewiesene Existenz der G-Wellen hinweist, ist die Tatsache, dass unser ganzes Leben ein wellenartiges Geschehen ist. Alles Lebendige ist in die G- und Lichtwellen eingewoben.

Wir Menschen und alles Leben sind ein riesiges Wellengeflecht. Bei aller Individualität ist das die Urstruktur unseres Seins. Das lebendige Sein vollzieht sich als Wellenereignis – in einem Konglomerat aus zahlreichen Wellen verschiedenster Art, elektromagnetischen, akustischen, Mikrowellen ... Die G-Welle trägt alle Wellenarten. Wir sind Schwingung, verdichtet zu dieser Form des Menschen – neben vielen weiteren verdichteten Formen namens Hund, Baum, Luft oder worin auch immer sich das Lebendige ausformt.

Ich mache mir bewusst: Ich bin ein lichtinitiiertes und lichtdurchwebtes Wellengefüge. Alle Seinsprozesse in mir haben etwas mit Schwingung zu tun, lichtgetragener Schwingung (basierend auf der Gravitationswelle). Ich kann das nicht nur wissen, ich kann es auch sehen, wie uns die folgende Geschichte deutlich macht. Im persönlichen Erleben kann man die Analogie spüren, welche schon in den hermetischen Gesetzen genannt ist: Wie oben, so unten; wie außen, so innen ...

Wir sind Licht von einem Licht

In der Abflughalle am Flughafen wartend beobachtete Nico die Menschen. Da war ein alter Mann im Rollstuhl. Obwohl sein Körper offensichtlich sehr gebrechlich und runzelig war, machte er einen zufriedenen Eindruck; sein Blick war wach und klar, sein Geist schien frisch. Und zwischen all den Geschäftsreisenden lief ein kleiner goldiger Junge herum. Ein äußerst süßer Fratz, blonde Locken, strahlendes Gesicht – ein kleiner Kerl, den Nico am liebsten geknuddelt und geherzt hätte. Nicos Blick wanderte immer wieder zwischen dem kleinen Jungen und dem Greis hin und her. Und plötzlich wurde ihm klar: dieses Licht in den Augen des munter umherspringenden Kindes und das Leuchten im Blick des Alten: Es ist das gleiche Licht.

Es ist das gleiche Licht in Ihnen und in mir. Es ist das Licht von einem Ursprungslicht. Es ist das gleiche, *eine* Licht, welches durch den Greis, den kleinen Jungen, durch Sie und durch mich hindurchleuchtet.

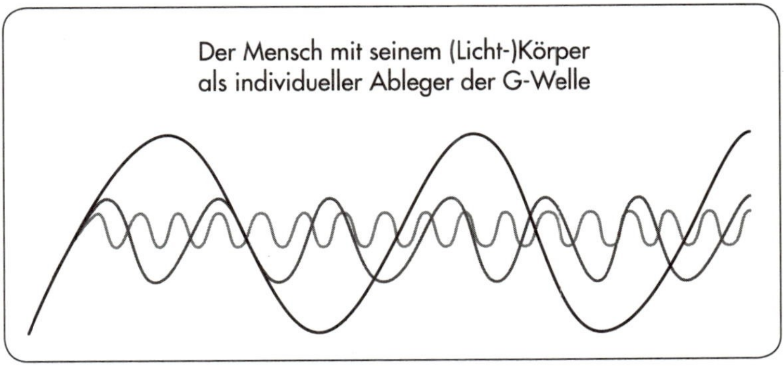

Abb. 1: Wir sind Licht von einem Licht

Diese Einsicht, die wir erleben und spüren können, so wie es Nico auf seiner Reise getan hat, können wir mithilfe der Wissenschaft noch besser verstehen.

Wir alle haben denselben Migrationshintergrund

»Alles Leben ist aus dieser kosmischen Hintergrundwelle hervorgegangen«, erläutert Walter Medinger. »Und jeder Mensch ist ein individueller Ableger der Gravitationswelle.«[9]

---

9 Dr. Walter Medinger, zitiert in: Siglinda Oppelt, *Quantensprung im Business,* S. 234.

Das heißt:
Wir alle haben denselben Migrationshintergrund.

Der Satz: »Jeder Mensch ist ein individueller Ableger der Gravitationswelle« erinnert mich an Mephisto in Goethes *Faust:* »Ich bin ein Teil des Teils, der anfangs alles war.« Wie ähnlich klingen die Worte des Wissenschaftlers und die des Schriftstellers, der ja auch als Universalgenie bezeichnet wird.

Wir sind L*ich*t von *Ein*em Licht.

Wir können uns der Urstruktur unseres Seins, also dem, was wir tatsächlich sind, auf zwei Wegen nähern, zum einen durch die Wissenschaft und zum anderen durch die mystische Erfahrung. Beides werden wir in diesem Buch tun. Für die mystische Erfahrung steht uns die geistige Welt zur Verfügung mit den Durchsagen der Brüder und Schwestern im Licht, so wie ich sie gehört und aufgeschrieben habe. Die Brüder und Schwestern im Licht sind Lichtwesen aus der geistigen Welt. Auf meine Frage: Was soll ich den Lesern sagen, woher ihr kommt?, hörte ich:

Sag Ihnen: Wir sind Sternenschwestern und -brüder des Lichtes. Ihr seid nicht mehr oder minder Sternenschwestern und -brüder im Licht. Wir erinnern uns gemeinsam an das, was wir alle sind und Ihr aufgrund Eurer körperlich-materiellen Struktur oft vergessen habt.

Die Geschwister im Licht geben uns ihre Weisheit und Einsichten weiter, was uns das Verständnis unseres Seins erleichtert. Auch geben sie uns Anleitung in Meditations- und Heiltexten, welche uns das Licht in uns spüren lassen und es aktivieren.

Ich möchte betonen, dass das nichts Abgehobenes ist. Die Erinnerung daran, was wir im Grunde wirklich sind, eine solche geistig-mystische Erfahrung wie sie Nico auf seiner Geschäftsreise am Flughafen gemacht hat, kann jederzeit und überall geschehen. Die meditativen Texte, die Sie an späterer Stelle in diesem Buch finden werden, geben eine Möglichkeit und Hilfestellung, unser wahres Sein tatsächlich zu spüren. Und je mehr wir das erleben, umso mehr werden wir auch des Lichtes in den anderen gewahr.

Die Erinnerung an unser eigenes Licht kann ganz unspektakulär im Alltag geschehen: im Getümmel am Abflug-Gate, in der U-Bahn, im Stau, im Meeting mit Kollegen oder am Mittagstisch mit der Familie – ja sogar bei so etwas Simplen wie dem Gang zur Toilette.

Die meditativen Texte aus der geistigen Welt sollen Ihnen helfen, Ihre innere seelische Dimension bewusst zu spüren und so die Informationen auf mehreren Ebenen zu erleben.

Wenn Sie mögen, visualisieren Sie sich in der nun folgenden Meditation auf Ihrer G-Welle. Wobei das in Wirklichkeit ja nicht *eine* Welle ist, sondern das sich permanent vollziehende Schöpfungsgeschehen, das andauernde Schöpfungsvibrieren in Ihnen.

Meditation: Ich bin Licht von einem Licht

Nimm wahr, wie du auf dem Stuhl oder Sofa sitzt und wisse: Mit dir ist alles in Ordnung. Atme genüsslich ein und aus und lass den Atem bis tief in den Bauch fließen. Spüre, wie sich der Atem vertieft und dich erfüllt. Du musst nichts tun oder erreichen. Und nun nimm einen Atemzug in die Mitte deines Brustkorbes, in den feinen Bereich deiner Seele. Atme dort hinein und atme von dort aus. Spüre die Wärme, die Weite, die Kraft und das Leuchten deiner Seele. Öffne deine Seele und sei dir gewahr:

Ich bin durchpulst, durchwogt vom einen Schöpfungslicht, von allen heilen Schöpfungsfrequenzen. Ich bin durchwoben vom Schöpfungslicht, dem ursprünglichen Impuls, der alles schuf. Ich bin licht und hell. Innerl*ich* bin ich überall licht und hell und leicht fließend, wabernd im Sein.

Atmet das Licht das Ihr seid.
Ihr seid das Licht des ersten Urstrahls.
Atmet das Licht,
das goldene Leuchten
der Schöpfung
in Euer lichtes Schöpfungsgewebe,
das Ihr seid.
So erinnert Ihr Euch
Atemzug
um Atemzug
Eurer Herkunft
und Seinsstruktur,
die die Ewigkeit erhellt.

Ich bin

der Atem Gottes.

Es atmet mich
in alle Seins- und Zellstrukturen
hinein,
das Eine Licht
der Liebe des Urquells.

Es ist mein Vermächtnis.
Es ist mein Sein,
das ich Bin.

Nichts fehlt mir.

Ich bin zeitlose Präsenz
der vibrierenden Lichtinformation.
ES IST ZEITLOS,
was ICH BIN.

In mir pulsiert,
in mir lebt ES
immerwährend.

Ich bin Licht von einem Licht.

... wir erinnern uns an das Denkengemälde in der Sixt. Kapelle. Auch wenn Michelangelo in seiner Darstellung des göttlichen Funkens sich vielleicht einer allzu menschlichen Vorstellung eines personifizierten Gottes bedient haben mag, so verstehe ich die zentrale Aussage seines Werkes so: Es geht um dieses Licht, diese universelle Schöpfungsenergie, welche in uns ist. Der Funke springt permanent über und wirkt in uns.

Michelangelo visualisierte quantenphysikalische Erkenntnisse, welche die Physiker erst 500 Jahre nach ihm haben sollten. Wenn wir uns von dem konfessionellem Kontext des Freskos lösen, verstehen wir: Hier geht es um den Urgrund des Seins, den schöpferischen Impuls, die universelle, kreative, lebensspendende Kraft: Das Licht, das in allem und von nichts und niemanden getrennt ist.

Begrüßungsworte aus verschiedenen Kulturen geben uns hier weiteren Aufschluss: In Indien sagen wir zur Begrüßung *Namasté*, was etwa übersetzt werden kann mit: »Ich grüße das Göttliche in Dir. Ich ehre den Platz des Lichtes in Dir, das auch in mir ist.« So gesehen ist das in süddeutschen Gefilden gebräuchliche »Grüß Gott!« diesem ganz ähnlich und kann vielleicht als das ... »bayrische Namasté« gelten.

Unser Leben vollzieht sich in Wellen

So viel haben wir von der Astro- und Quantenphysik nun verstanden: Die Schöpfung, das Lebendige ist ein Wellengeschehen. Und somit vollzieht sich auch das Leben eines jeden Menschen in Wellen. Sobald der einzelne Mensch geboren wird als ein individueller Ableger der kosmischen Hintergrundwelle, setzt sich seine Lebenswelle in Gang. Und bereits da sind Höhen und Tiefen in seiner persönlichen Biografie angelegt, erläutert Walter Medinger.[10] Auch aus meiner beruflichen Biographie kenne ich solche Umbrüche. Doch, egal wie hoch die Höhen und wie tief die Tiefen auch sein mögen, es gilt, dem eigenen Licht treu zu sein, es zu achten.

Ein Beispiel: Bei einem Stellenwechsel war ich allein meiner Ratio gefolgt: »Ja, entscheide dich für den namhaften DAX-Konzern, der ist weltweit bekannt, das macht sich gut in deinem Lebenslauf!« Als ich dann in jenem DAX-Konzern tätig war, scheiterte ich kläglich. Es gelang mir nicht, dort Fuß zu fassen. Deren Firmenkultur und meine Herangehensweise waren einfach nicht kompatibel zu jener Zeit. Ich litt ein halbes Jahr lang. Nie habe ich mich so leer, deplaziert, entfernt von mir selbst und meiner Seele gefühlt. Ich bemühte mich, einfach nur bestmöglich zu funktionieren.

Als ich am Ende der Probezeit kündigte, fragte mich der Geschäftsführer: »Und was wollen Sie jetzt machen?« Auf meine Antwort rief er halb erschrocken, halb besorgt aus: »Oje, *Sie* doch nicht. Sie sind doch keine Beraterin!« Er ließ keinen Zweifel daran, dass das nicht gut gehen könne und sich als die dümmste Entscheidung meines Lebens erweisen würde.

10 Vgl. Siglinda Oppelt, *Quantensprung im Business,* S. 237 f.

Und er mag Recht gehabt haben: Vermutlich war und bin ich keine Beraterin, die seinen Vorstellungen von klassischer Beratung entspricht. Doch das hinderte mich nicht daran, mein Geschäft auf meine ganz eigene Weise zu führen. Inzwischen bin ich seit etwa 20 Jahren in der Beratung tätig, seit 15 Jahren mit meinem eigenen Beratungsunternehmen. Spezialisiert auf Integrale Unternehmensführung, Leadership Excellence, Integralen Erfolg und den Spirit in Teams bin ich Sparringspartner für Vorstände, Geschäftsführer und Teams im In- und Ausland. Gleichzeitig bin ich Referentin auf Kongressen und in internationalen Business Schools.

Doch dass sich die Dinge so entwickeln würden, konnte ich damals noch nicht wissen. Ganz unten im Wellental, gescheitert in einem großen Konzern, den Unkenrufen und vor allen Dingen auch meinen eigenen Ängsten zum Trotz, bin ich meiner inneren Stimme gefolgt.

Jeder von uns kennt den Unterschied und weiß, wie es sich anfühlt, wenn man der eigenen Lebensspur treu bleibt, oder wie es ist, wenn man sich in einem Rollenklischee oder den vermeintlichen Erwartungen anderer verliert. Wäre ich damals nicht meinem inneren Seelenimpuls gefolgt, der lautete: »Du gehst in die Beratung«, hätte sich nicht das entfalten können, was ich heute tue und was den Menschen in den Unternehmen dient.

ES entfaltet sich.
DAS LEBEN entfaltet sich IN uns.

Tiefenströmungen – diesen wunderbaren Begriff fand ich bei der Zen-Meisterin Pia Gyger. Sie hat erfahren, dass es so etwas wie ein »Existenzialmüssen« gibt – wohl ähnlich dem Lutherischen »Hier stehe ich und kann nicht anders«.

Hören wir gerade auch in turbulenten Zeiten, in Phasen des persönlichen oder beruflichen Umbruchs, in denen wir die Weichen für das Kommende neu stellen, auf unsere Tiefenimpulse, dann erfahren wir einen Zuwachs an Freiheit und Selbstwertgefühl. Nur so kann jeder in seiner Kraft und Freude da sein. Wichtig ist, dass wir die Seele ausreifen lassen, dass wir Vertrauen in uns haben und uns Zeit geben. So kann sich entfalten, was in uns angelegt (eingefaltet) ist. Einst schemenhafte Ahnungen der Seele können so allmählich Kontur annehmen.

Das ist ein spannender, faszinierender Lebensprozess. Heute bin ich ein Stück weiter auf meiner Lebensspur, einiges hat sich entfaltet aus den innersten Anlagen. Mal sehen, was noch kommt. Es emergiert. So entstand auch dieses Buch; es ist mein drittes.

Was ich mit dieser Geschichte deutlich machen will, ist: Es lohnt sich auf das eigene Licht zu vertrauen. Insbesondere in Zeiten, in denen wir uns ganz unten, verzweifelt und überhaupt nicht in unserer Mitte fühlen, wird es leichter für uns, sobald wir verinnerlichen: Egal, auf welchem Punkt ich mich auf meiner Lebenswelle gerade befinde: ich bin das Licht – unantastbar.

Die Lebenswelle eines jeden Menschen hat Wellentäler und Wellenberge; Aufbau und Zerfall wechseln sich ab. Das ist der Logarithmus, der in allem Lebendigen steckt. Wir müssen etwas lassen, um etwas Anderes, Neues zu entwickeln; wir müssen alte Gewohnheiten aufgeben, Muster und Erfahrungen hinter uns lassen, um neue Facetten von uns zeigen und Fähigkeiten und Talente entfalten zu können. Wir sterben nicht nur einmal im Leben. Immer wieder stirbt etwas, wodurch etwas Neues, etwas anderes entsteht. Goethe schreibt in seinem *West-östlichen Divan:*

> Und so lang du das nicht hast,
> Dieses: Stirb und Werde!
> Bist du nur ein trüber Gast
> Auf der dunklen Erde.

Das Stabile, das Unverbrüchliche auf dieser Lebensreise ist: unser Licht.

Alles, was ist, ist ein Licht- und Informationsgewebe – das ist die Natur unseres Seins

Die Welt konnte entstehen durch lichtinformierte Prozesse und strukturbildende Vorgänge. Alle Strukturen sind im weitesten Sinne Lichtstrukturen. Licht trägt Information und bringt Ordnungsstrukturen hervor. Licht ist das Erschaffungsmedium, dessen sich der göttliche Schöpfungsprozess bedient hat – und noch bedient. Es ist nicht so, dass die Schöpfung abgeschlossen wäre, dass sie hinter uns läge. Auch der Urknall nicht. Das, was die Entstehung betrifft, wirkt nach. Es ist in uns und der Welt um uns präsent. Alles, was ist, drückt sich über lichtinformierte Wellen aus. Es IST das Gewebe der Schöpfung.

Alles, was ist, ist ein wellenartiges Informationsgeflecht, das:

- mal hörbar wird (Worte, Musik, Lärm, Geräusche, Vogelgezwitscher ...)
- mal sichtbar wird (Sonnenstrahlen, die Farben, Infrarotwellen ...)
- mal anfassbar wird (das Holz eines Stuhles, ein Stein, die Erde, das Gras, der Körper ...)
- mal riechbar wird (das Gas, die frische Frühlingsluft, eine chemische Verbindung, Parfum ...)
- mal schmeckbar wird (die Geschmacksnuancen aller Pflanzen und Gewürze, zum Beispiel Zimt, Pfeffer ...).

Alles, was ist, besteht aus einem Licht- und Informationsgewebe. Das ist die Natur unseres Seins. Materie, alle Formen, die wir im Außen wahrnehmen, sind in Strukturen verdichtetes Lichtgewebe. Dabei bilden die vom Licht transportierten Informationen Muster. Schöpfung ist Musterbildung. Alles Materielle, alles jemals Dagewesene und alles Seiende bestehen aus Mustern. Es sind Schöpfungsmuster, die sich einer Form bedienen; es sind universale und Licht- und Informationsgewebe, die sich in bestimmten Frequenzen, Rhythmen, Geometrien, Flüssen, Vibrationen, Kräften, Anziehungen und Abstoßungen zu Mustern formieren, um schließlich eine verdichtete äußere Form zu bilden.

So wird auch unser Körper gebildet.

Wie Licht und Information unsere Körpersysteme bilden

Das Licht- und Informationsgewebe des Seins, kommend aus der Wirklichkeit der Allmacht, verdichtet sich im Schöpfungsgeschehen immer mehr; es wird immer dichter strukturiert, je mehr es sich dem physischen Körper nähert. Im Materiellen ist die Licht- und Informationsstruktur am komprimiertesten.

Wir sind es gewohnt, nur den physisch komprimierten Körper zu sehen. Dabei besteht ein Körper(system) nicht nur aus dem physischen Körper, sondern bei genauer Betrachtung aus mehreren Körpern: dem emotionalen, dem mentalen, dem psychischen, dem astralen und dem spirituellen Körper. Und all diese Teilkörper, vom spirituellen bis zum physischen Körper, sind aus Licht- und Informationsstrukturen gebildet.

Wir haben es also mit feinstofflichen und grobstofflichen Körpern zu tun, wenn wir über unseren, über »den« Körper sprechen. Vor allem in der Medizin östlicher Kulturen ist das bekannt.

Alles, was uns belastet, findet seinen Abdruck im physisch-energetischen Körper. Ebenso alles – und das ist wichtig zu wissen –, was uns erfreut: Lachen, Freude, Zärtlichkeit, Vertrauen, Spaß, Tanz, Bewegung, Musik, Feiern, Genuss, Begegnung ... all diese Dinge finden im positiven Sinne auch ihre Manifestation in körperlichen Strukturen, sie halten uns in unserer natürlichen, lockeren, innerkörperlichen, gesunden Wellendynamik beziehungsweise können die Bahn dafür (wieder) freimachen.

Krankheiten – also Störungen im System – tauchen nicht dann erst auf, wenn sie sich als Symptom an einer bestimmten Stelle im materiellen Körper zeigen. Sie sind in unserer energetischen Physis schon länger als Störung vorhanden und haben dort ihren Weg über verschiedene »Gerinnungsstufen« (Verdichtungsphasen) hin zum körperlichen Ausdruck genommen.

Gibt es zum Beispiel ein emotionales Ereignis, das uns seit langem belastet und das wir in Gedanken immer wieder durchkauen (mit den entsprechenden Gefühlen dazu), oder sind wir einer kränkenden, unguten, einengenden oder sonst wie belastenden Situation im realen Leben nicht nur einmal, sondern wiederholt oder dauerhaft ausgesetzt, ist das, als würde in unserem emotionalen oder auch mentalen Körper immer wieder in die gleiche Kerbe gehauen. Das hat ungute Konsequenzen für unseren energetischen Körper. Denn dort entsteht dadurch eine Art Verknubbelung, eine Verwicklung oder Verknäulung, sprich, eine ungute verdichtete (noch rein informatorische) Struktur.

Wird diese nun lange aufrechterhalten, weil sie durch unsere belastenden Gedanken und Gefühle (innere Wort- und Gefühlswellen) immer wieder neu »beschallt« wird, verdichtet sie sich zu einem störenden Informationsbündel im energetischen (also emotionalen und mentalen) Körper, das sich bis in den physischen Körper hinein verdichten und dort Prozesse einengen und lähmen kann. So etwas kann auch durch ein traumatisches Erlebnis ausgelöst werden.

Bevor sie also zum Symptom gerinnt, nimmt eine informatorische Struktur ihren Weg über verschiedene Teilkörper des Systems bis hin zu dessen materieller Struktur. Ein Ereignis, nehmen wir einen Schock, ein traumatisches Erlebnis, hinterlässt also einen Abdruck im Körpersystem.

Mit dem Licht der eigenen Seele können wir uns heilen und ungesunde informatorische Strukturen aus dem Körper spülen. Das ist unsere wahre Seinsmacht. Ungute körperliche Strukturen können gelockert, gelöst und durchlichtet werden, so dass unser ureigenes, heiles, heilendes Licht wieder den ganzen Raum in unserem Körper ausfüllt.

Wie kann das funktionieren? Im Licht unserer Seele ist ein Pool von Informationen über alle gesunden körperlichen Strukturen angelegt. Es ist wie eine Wissensdatenbank, die wir anzapfen können. Das Wissen über gesunde Strukturen ist in diesem ewigen Speicher in uns vorhanden. Und diese Informationen darüber, wie es ist, wenn es gut, wohlgeordnet und »gesund« ist, können wir nutzen.

Diese Selbstermächtigung zum Heilen mag Ihnen wie eine kleine Revolution vorkommen. Sie resultiert aus der Selbstachtung und dem Erkennen unserer wahren Seinsstruktur.

Von der Ebene der Dimension, die hinter der vierten Dimension liegt – aus dieser spricht und schaut die geistige Welt –, lässt sich dies leichter verstehen und rational nachvollziehen. Was wir das Gewebe des Seins nennen, ist nichts als pure Lebensenergie, die sich in allem vollzieht, was ist.

> Lass den Blick zu für das, was Du hinter der äußeren Form bist. Lass Deinen Körper gefüllt sein mit der reinen Präsenz, lass Deine Organe und Zellen schwingen im heiligen Licht der Urschöpfung. Es ist die Urliebe, die in Dir pulsiert.

Die Frage, wie wir das Licht in uns konkret für unsere eigene Heilung einsetzen, ist das Herzstück des Buchs. Eine Anleitung dazu finden Sie in Kapitel III. Doch vorab ist es noch wichtig, das lassen uns die Lichtgeschwister aus der geistigen Welt wissen, folgende Zusammenhänge aus physikalischer Perspektive zu verstehen.

Schöpfung ist – vereinfacht ausgedrückt – Gerinnung von Geist zu Materie. Grobstoffliche Erscheinungsformen, wie die Materie jedes Baums, jedes Buchs, jedes Stuhls, sind nichts anderes als feinstoffliche Licht- und Informationsmuster, verdichtet und pulsierend in jener Form.

Jedes Ding, was ist, ist ein Licht- und Informationsgewebe, nur dass dieses Gewebe für unsere Augen, besser: für unsere Sehgewohnheiten, im Moment nicht sichtbar ist. Das liegt an unserem Augentraining, das heißt, wie wir es gewohnt sind, unsere Augen zu benutzen. Doch mit der Zeit werden immer mehr Menschen lernen, die Licht- und Informationsstrukturen beziehungsweise -muster zu sehen – in Menschen, in der Umgebung, in allem, was ist. Das ist sehr hilfreich, gerade in der Medizin. Hier gibt es schon viele Heiler und Therapeuten, die solche Strukturen mit bloßem Auge wahrnehmen können. Damit können Funktionsstörungen sehr viel schneller – und kostengünstiger – aufgespürt werden und entsprechende Therapien eingeleitet werden.

Schon immer gab es aurasichtige Menschen; auch heute gibt es viele. Doch hier geht es um eine andere, noch tiefere Wahrnehmung des Seins. Es geht darum, unsere wahre Struktur zu erkennen und uns bewusst in ihr zu bewegen.

Das hat auch auf die Umwelt Auswirkungen – dort, wo Schmerz sitzt, Tiere, Menschen, Felder ungünstig behandelt werden, in Not sind und leiden. Für so etwas wird unsere Wahrnehmung geschult und verfeinert. Licht- und Informationsstrukturen der Mitwelt wahrzunehmen wird uns zunehmend leichter fallen. Dort, wo es heil und in guter Ordnung ist, und dort, wo ungünstige Situationen und Misshandlungen in der Umwelt sind: Es leuchtet uns dann sofort ein.

Ein entsprechendes Sehtraining kann jeder vollziehen, auch durch die immer wieder in diesem Buch eingestreuten Übungen.

Es geht darum, dass wir uns im Schöpfungsgewebe bewusst und ganz selbstverständlich bewegen. Dann können wir dort einen Heilungsimpuls setzen, wo wir spüren, dass etwas geklärt, aufgelöst und durchlichtet werden und in seine natürliche Ordnung zurückfinden will. Auf diese Weise lassen sich Situationen bereinigen. Es wird heller und heiler auf der Erde, wenn wir uns unseres eigenen Lichtes und des Lichtes in allem und jedem bewusst sind. Wenn wir uns achten. Es ist wie ein Frühjahrsputz – ein Bereinigen alter ungünstiger Spuren, die wir hinterlassen haben – in unserem Wohnzimmer, das wir Erde nennen.

Allein dadurch, dass Sie diese Worte lesen, wird sich schon Ihr Blick für die wahre Seinsstruktur hinter allem zu schärfen beginnen. Mit dem Gefühl für die eigene Licht- und Informationsstruktur weitet sich auch der Blick für das Erkennen der Licht- und Informationsmuster in allem, was ist und uns umgibt. Und mit ein bisschen Übung wird der Blick immer klarer. Sie werden Strukturen und Muster erkennen, lebensdienliche und solche, die dem Leben eher nicht dienen. Unser Leben ist gehalten, weil wir gehalten sind – im Licht.

Unser Leben, unser Seinsgewebe ist durchtränkt
von Licht.
Das ist die wahre Kraft unseres Seins.

Es ist ein großes wellenartiges Licht- und Informationsgefüge des Seins, in dem wir und alles eingebunden sind. Ein verbundener Licht- und Informationsteppich – gewebt zu individuellen Ausbuchtungen, Ausformungen und schönster Mustervielfalt.

Es ist *ein* Klangteppich der Schöpfung, der in vielfältigsten Licht- und Informationswellen spielt, ertönt, erklingt.

Und nun macht ein kleiner Einsichtstext aus der geistigen Dimension uns das vertiefend bewusst.

Ihr seid das Licht der Welle
des ersten Urstrahls.

Macht Euch das bewusst.

Die Wissenschaft hilft und unterstützt Euch dabei,
das Wesen zu erkennen, das Ihr Schöpfung nennt,
der Stoff, die Seinsqualität, aus der Ihr gemacht seid.

Es ist nichts, was nicht vollbracht wäre

in der Seinsqualität des EINEN Lichtes.

Nichts ist gekommen und nichts ist gegangen, ohne dieses Licht gewesen zu sein.

Ihr seid so modern
wie das Urlicht der Schöpfung,
das in Euch pulst
und von dem Ihr umgeben seid.

Das könnte Euer neuer Begriff, ein neues Verständnis von Modernität sein:

Sich erkennen in dem ALL-EINEN
Licht des Schöpfungsmodus,
der alles umfasst
und alles durchdringt.

Reines Sein ist pures Licht- und Informationsgewebe.

Kapitel II – Dem eigenen Licht auf der Spur in der Biologie

Wir bleiben dem Licht, dieser machtvollen Wirkkraft, auf der Spur. Ausgehend vom großen Ganzen, der Entstehung des Kosmos, richten wir unseren Blick nun immer mehr nach innen. Wir hatten bereits gesehen, welche entscheidende Rolle das Licht in der Entstehung des Universums und der materiellen Welt gespielt hat. Nun wollen wir schauen, wie das Licht in unserem materiellen Körper funktioniert und wirkt. Herausragende Erkenntnisse aus der Biologie werden uns hier Aufschluss geben. Dabei werden wir auch das Licht in der Nahrung betrachten und erkennen, auf welche Weisen wir Licht mit unserem Körper aufnehmen.

Doch zunächst zoomen wir uns immer näher heran, ausgehend von der Sonne am Himmel und ihrer Verehrung in den unterschiedlichsten Kulturen bis hin zu unserer inneren Sonne, der Lichtkraft unserer Seele. Was wäre, wenn diese fähig wäre, uns zu heilen und die Struktur unseres Körpers in eine gute, gesunde Ordnung zu bringen? Tatsächlich kann sie das. Sie tut es jeden Tag. Durchsagen aus der geistigen Welt erläutern uns das.

Lassen Sie uns uns einstimmen auf die Leuchtkraft in uns. Damit legen wir die Basis für die Selbstheilung aus dem inneren Licht, wie wir sie im dritten Kapitel vollziehen werden.

Die Sonne im Außen – und die Sonne im Innen

Ah, wie herrlich! Helle Sonnenstrahlen wärmen mein Gesicht und umschmeicheln wohlig meinen ganzen Körper. Wie gut tut das! Gerade nach trüben Tagen, an denen die Wolkendecke wie ein undurchdringlicher Schleier über uns hing und alles grau in grau erscheinen ließ. Triste Wetterphasen drücken aufs Gemüt und trüben allmählich unsere Stimmung.

Wie gut es tut, wenn dann plötzlich die Sonne wieder durchkommt! Sie verwandelt uns geradezu. Dann sind im Straßencafé zuerst die sonnigen Plätze besetzt; niemand will jetzt im Schatten sitzen. Wir wenden uns der Sonne zu, halten ihr unser Gesicht hin, lassen uns von ihrer Wärme und ihrem Licht durchfluten. Wir saugen die Sonnenstrahlen auf wie ein Schwamm – und fühlen uns irgendwie belebt. Vitamin D wird gebildet. Unsere Stimmung hebt sich. Alles erscheint leichter, beschwingter. Die Menschen werden entspannter, zuversichtlicher und sind eher zu einem Lächeln oder gar zu einem Flirt aufgelegt.

Das Licht der Sonne ... Kein Zweifel: Wir Menschen wenden uns ihm gerne zu. Lichtstrahlen wecken unsere Lebensgeister und aktivieren unsere Lebenssinne. Doch nicht nur das Licht, das uns von außen bescheint, bringt uns in Schwung – auch *in* uns ist Licht aktiv. Wie das vonstatten geht, wird im Folgenden deutlich werden.

Lassen Sie mich mit einer Geschichte beginnen, die eine Bekannte von mir erlebt hat. Sie hatte einige Wochen lang im Krankenhaus im Koma gelegen. Als sie schließlich aufwachte, war sie völlig entkräftet. Es war nicht sicher, inwieweit ihre Gesundheit und ihre körperliche Funktionstüchtigkeit wiederhergestellt werden könnten. In ihrem Krankenbett liegend wartete sie jeden Tag sehnsüchtig darauf, dass die Sonne am Nachmittag um die Ecke des Klinikgebäudes kam und endlich in ihr Zimmer schien. Mit ihr hat sie sich dann verbunden und ihre Strahlen, ihre Wärme und ihre leuchtende Essenz aufgesogen; sie ließ sich von ihr quasi mit allen Sinnen durchdringen. So konnte sie nach und nach ihre Kräfte wieder aufbauen, und ihr Körper konnte sich in gesunde Strukturen ordnen. In Rückblick sagt sie: »Die Sonne hat mir das Leben gerettet.«

Meine Bekannte steht mit diesem Fall nicht allein. Tatsächlich »rettet« die Sonne jedem von uns täglich das Leben. Ihr Licht ist der Quell des Lebens.

Deshalb möchte ich auf das Sonnenlicht noch genauer eingehen und die Erklärungen dazu aus der geistigen Welt weitergeben, was hier auf einer tieferen Ebene passiert.

Das magische Sonnenlicht – und was auf einer tieferen Ebene geschieht

Wenn nach einem langen Winter endlich die Sonne wieder scheint, drehen wir uns zu ihr hin und richten uns nach ihr aus. Wir halten unser Gesicht in die wärmenden Strahlen, die mehr sind und von denen wir mehr aufnehmen als Wärme.

Wir stellen uns so hin oder richten unseren Stuhl so aus, dass wir unser ganzes Gesicht in die Sonne halten. Dabei wenden wir ihr auch – bewusst oder unbewusst – die Brust und damit unser Sternum, die Mitte des Brustbeins, zu!

Hinter dem Sternum liegt die Thymusdrüse. Sie ist eng verknüpft mit unserer Seele. Hier ist das zentrale Eingangstor für das himmlische Licht. Diese automatische Bewegung hin zum Licht, wenn die ersten Frühlingsstrahlen durchkommen, offenbart, wie intuitiv wir unsere Seinsnatur spüren und mit ihr verbunden sind.

Licht
ist das, was heilt,
ist das, was gut tut.
Es belebt
macht freudig
hebt die Stimmungslage
verwandelt uns.

Wenn wir das Gesicht, die Brust und den Rest des Körpers der Sonne zuwenden, nehmen wir mehr auf als nur die wärmenden Strahlen. Das ist tatsächlich so, wie uns die geistige Welt wissen lässt:

Hier ist ein tief komplexer Ablauf im Gange, der auf mehreren Ebenen stattfindet. Es ist eine Rückverbindung mit unserer Urnatur. Eine Neuordnung unserer momentanen Struktur geschieht, die möglicherweise durch belastende Ereignisse, Erfahrungen, Gedanken, Krankheit getrübt ist. Vielleicht liegen Schatten auf unserem Körper, Geist und unserer Seele. Die Neuordnung findet statt, indem unser gesamtes Zellsystem sich erneuert, heilsam in seine natürliche Ordnung findet und mentale, geistige, energetische, emotionale, physikalische Strukturen, Ebenen und Strömungen mit dieser ursprünglichen Ordnung durchlichtet, belichtet, und durchflutet werden. Wir werden quasi ins Licht – die Essenz unseres Seins – getaucht und erneuert.
Unser gesamtes persönliches System wird an sein Heilsein erinnert. Das ist der komplexe Vorgang, der hier ganz mühelos durch Licht und Information stattfindet. Es ist auch eine Art medizinischer Vorgang, der hier geschieht. Stoffwechselprozesse werden reguliert. Über Licht und Information findet eine Art Regulationsprozess statt, durch den unser Körper (wieder) in seine natürliche Ordnung findet.
Auch mentale Strukturen werden gelockert. Hatten wir uns in den Schwierigkeiten des Alltags und dunklen, trübsinnigen Gedanken

verbissen, werden innere Räume nun wieder frei und geweitet; es entsteht Platz für neue, positive, gelassene Denkprozesse. Wir erleben, dass in unserem Inneren Platz ist für Positives.

Wofür die Sonne steht

In heutigen Tagen ist uns das Bewusstsein für die positiven Eigenschaften der Sonne beinahe etwas abhanden gekommen, ausgelöst durch all die negativen Nachrichten über die Klimaveränderungen, das Ozonloch und die vermehrte schädliche UVB-Einstrahlung.

Was es wiederzuentdecken gilt, ist die Milde und das grundsätzlich lebensspendende Prinzip der Sonne. Wir können sie in unserem Bewusstsein »rehabilitieren«, indem wir ein Bild von ihr zeichnen, das ihr gerechter wird. Ein vollkommenes Bild von der Sonne und ihren Qualitäten werden wir uns vielleicht nie machen können, auf jeden Fall aber sollten wir ihre grundsätzlich positiven Eigenschaften nicht verkennen. Sie will und tut uns gut, und es ist wichtig, das zu sehen.

Bezeichnend ist, dass in allen Kulturen die Sonne als die Lebensspenderin verehrt wurde und ihr aufgrund ihrer großen Macht höchste Götter zugeordnet worden sind. Der Sonnengott Ra im alten Ägypten, Helios in der griechischen Mythologie, Apollon, der Gott des Lichtes bei den Römern, der Sonnengott Baldur im Heidnischen der nordischen Mythologie und viele weitere wären hier zu nennen.

Die Sonne stand für Kraft, Weisheit, Milde und Einsicht – ebenso wie die ihr zugeordneten Götter. So wurde diesen auch der Aspekt der Gerechtigkeit und Rechtsprechung übertragen. Auch heute noch kennen wir ja die Formulierung, dass die Dinge »ans Licht kommen« oder »die Sonne es an den Tag bringt«, wenn es um Wahrheitsfindung und Gerechtigkeit geht.

Doch auch unabhängig von bestimmten Göttern können wir Attribute wie Gerechtigkeit (sie scheint schließlich über allem und jedem), Weisheit, Milde, Fruchtbarkeit, Kraft und Wärme mit der Sonne verbinden.

Bei den Inka, so sagte mir der Sonnenpriester Naupany Puma, wird die Sonne als Auge des Himmels oder als Herz des Himmels verstanden. Und so wie die Sonne alles kreiert, haben wir auch eine innere Sonne, unser Herzchakra, von dem aus wir alles erschaffen. Die Sonne, so erläutert der Sonnenpriester weiter, gilt als ein Tor zum großen Bewusstsein, auch als große Quelle. Das Hauptprinzip der Sonne, so schließt er, ist, dass sie uns gibt, ohne zu nehmen, ohne zu erwarten. Mit dieser großen Liebe gibt sie den Menschen Klarheit und Wahrhaftigkeit in der Dunkelheit.

Natürlich können wir zu anderen Kulturen schweifen, doch es ist äußerst spannend, dass sich auch das frühe Christentum als eine ausgeprägte Lichtreligion verstanden hat. Schon seit Urzeiten, so Walter Medinger, feierten die Menschen bei Anbruch des Abends Gott als den Schöpfer *mit dem Licht als erstem Schöpfungswerk* und Christus als *das abendlose (ewige) Licht*. Ebenso brachten sie den Aufgang der Sonne in Verbindung mit Christi Auferstehung und *dem Sieg des Lebens*. Die Pilgerin Egeria (oder Etheria) aus Gallien hat von 381–384 das Heilige Land bereist und lebhafte Berichte über die Lichtgottesdienste in Jerusalem hinterlassen.

Der Gottesdienst zum Sonnenuntergang, heute als Vesper bekannt, trug ursprünglich die Bezeichnung »Lichtfeier« (lat. *lucernare*, griech. *lychnikon*). Er begann mit dem Ritus des Lampenanzündens und der Segnung des Lichtes. Solche Lichtriten finden sich in westlichen Liturgien bis heute in der Osternachtsfeier, da und dort werden sie auch in Form von Lichtvespern wiederbelebt. In den Ostkirchen erklingt bis heute in der Abendfeier täglich der folgende Lichthymnus:

Freuden*licht* heiliger Herrlichkeit
des unsterblichen heiligen, sel'gen
himmlischen Vaters: Jesus Christus.
Dich verherrlichen alle Geschöpfe.

Angelangt am Untergang der Sonne
schau'n wir das Vesper*licht,* singen in Hymnen
dem einen Gott, dem Vater
und dem Sohn und dem Heiligen Geist.
...

Zur Feier des wiederaufgehenden Lichtes im Morgengottesdienst trug die westliche Kirchenpoesie diesen Hymnus, der dem Bischof Ambrosius von Mailand zugeschrieben wird, bei:

Du Abglanz aller Herrlichkeiten
aus Gottes Urquell, *Licht vom Licht,*
durchleuchtest Zeit und Ewigkeiten,
du Tag der Tage endest nicht.

Durchstrahle, aller Sonnen Sonne,
auch uns mit deinem Morgenglanz;
erfüll mit *Lichtes* Kraft und Wonne
uns Pilgern Leib und Seele ganz.
...

Abstrahieren wir vom kirchlichen Hintergrund, so können wir Gott als Sinnbild für das Urlicht der Schöpfung und Jesus als Sinnbild für das Licht in jedem Menschen verstehen. Abermals wird deutlich, dass es eine Sonne im Außen und eine im Innen gibt.

Die Sonne in uns

Die Sonne ist tatsächlich nicht nur da draußen, sie ist auch in uns. Und wieder erinnern uns die hermetischen Gesetze: wie außen, so innen. Die geistige Welt, unsere Geschwister im Licht, melden sich wie folgt dazu:

Es ist wichtig zu verstehen, dass es in uns Menschen eine innere Sonne gibt. Ihr nennt sie Seele, wie wir auch. Die Seele umgibt wie eine innere Sonne das energetische Herz. Sie ist der Lichtspeicher (in Eurer Körperstruktur), der sich nährt aus der ewigen Seinsessenz. Das Lichtfeld im Hintergrund ist die Seinsstruktur der Schöpfung, die alles und so auch das Gewebe der Seele bildet. Die Seinsstruktur des Lichtes im Hintergrund und die Substanz der Seele sind eines. Ihr seid genährt aus der Seinsstruktur des ewigen Lichtes, weil Ihr selbst es seid: das ewige Leuchten der Schöpfung.
Seid Euch dessen bewusst: Ihr könnt nicht nicht Licht sein. Das ist Eure zentrale, tiefe Substanz. Auch die äußere Form Eures Körpers ist Lichtstruktur, auch wenn sie Euch wie eine andere, materiell (mani-)feste Realität vorkommt.
Die Prozesse auf chemischer und physikalischer Ebene zu verstehen ist wichtig und gibt Euch Halt, und dennoch reicht es aus zu wissen, dass das machtvolle, informatorische Licht der Schöpfung sich der biochemischen und biophysikalischen Prozesse bedient, um in Euch zu wirken. Der Körper, dieses physikalische Faszinosum, ist mit dem Durchblick aus der geistigen Welt, den Ihr jetzt gerade gewinnt – ein Lichtprozess. Euer Körper wird in seiner Schwingung und festen Struktur gehalten durch ausgeklügelte, komplexe Lichtprozesse von höchster Stabilität.
Im Zentrum, vergesst das nicht, ist Eure Seele die innere Sonne, die ständig mit dem Licht im All der Schöpfung korrespondiert. Ihr seid mit dieser perfekten Seele auf die Welt gekommen, sie ist heil, und aus ihr heraus könnt Ihr Euch heilen. Hier sind die dichtesten, höchstschwingenden Lichtfrequenzen in Euch angesiedelt, ein Informationspool sondergleichen. Alle Informationen über Eure gesunde Ordnung sind hier zu finden. Es ist der Lichtspeicher von höchster Komplexität, schönster Reinheit, größter Klarheit, allseitigem Sein und dichtester Information. Und Eure Seele ist mehr als das: Sie ist die Quelle Eures Seins. Euer gesamtes Wesen, Eure

komplette Schönheit, Euer himmlisches Strahlen, Eure Göttlichkeit ist hier in ihrer Essenz beheimatet und wartet darauf, in die Welt zu strahlen, wachgerufen und -gerüttelt zu werden zum DA SEIN in der Welt.

Ihr könnt Euren Seeleninformationspool, Eure innere Sonne nutzen, um Euch selbst zu heilen. Das ist die Kernbotschaft, die wir in diesem Buch übermitteln wollen. Das werdet Ihr in Kapitel III erfahren. Doch vorab macht Euch mit Eurer inneren Schönheit, diesem strahlenden Seelenlicht vertraut. Erlaubt Euch, es genüsslich zu spüren. Kommt in Kontakt mit ihm und erfreut Euch an seiner feinen Milde, seiner strahlenden Kraft, seiner machtvollen Potenz, seiner Tiefe und Weisheit, seiner Wärme und Weite. Hier ist es, wo Ihr innere Geborgenheit findet. Auf zum Licht, zur inneren Sonne, die mit dem Licht der Gestirne in Verbindung steht.

Folgt der Anleitung zur meditativen Einstimmung in Euren lichtvollen Kern, welche am Ende dieses Kapitels steht. Sie ist eine gute Vorbereitung, um den späteren Lichtheilungsprozess mit allen Sinnen und vollem Genuss zu vollziehen.

Freut Euch an Euch.

Ihr seid heil, lichtvolle Wesen von größter Schönheit.

Wir verneigen uns vor Euch
und grüßen Euch herzlich.

Wie dieses magische Licht, das Lebenslicht, auch in unserem Körper wirkt und unsere Lebensprozesse in Gang hält, das werden wir im Folgenden nun aus der Biologie erfahren.

Mit dieser Grundlage werden wir auch die in Kapitel III offenbarten Prozesse der Selbstheilung aus dem inneren Licht verstehen können.

Dem Licht auf der Spur – im menschlichen Körper

Was denken Sie: Wie viele Zellen sterben pro Sekunde in unserem Körper? Es sind etwa 10 Millionen Zellen, die in jeder Sekunde im Menschen sterben. Das heißt, jede Zehnmillionstelsekunde muss ein Signal gesendet werden, welches dafür sorgt, dass eine abgestorbene Zelle ersetzt wird – dass das Leben quasi nachwächst. Licht steuert diese Information. »Alle anderen Signalträger wären viel zu langsam. Licht schafft das gerade«[11], so der Biophysiker Fritz-Albert Popp.

> Licht gibt meinem Körper die Information: »Bitte die abgestorbenen Zellen ersetzen!«
> Lichtsignale steuern meine Vitalität, indem sie in meinem Körper diese Information transportieren.

Nutzen Sie das Internet? Wenn ja, dann nutzen Sie ganz selbstverständlich diese Fähigkeit des Lichtes, Informationen zu transportieren. Lichtimpulse via Glasfaserkabel sind die Basis der modernen Kommunikationstechnologien. Texte, Musik, Bilder und Videos, große Datenmengen also, können rund um den Globus im Bruchteil einer Sekunde übertragen werden. Das heutige Informationszeitalter würde es ohne Licht überhaupt nicht geben.

Was im Internet funktioniert, funktioniert auch in uns: Informationsübertragung via Licht. In unserem Körper wird also über das Medium Licht kommuniziert. Allerdings sind dafür in unserem Inneren keine Glasfaserkabel verlegt. Die ›Lichtkabel‹ in unserem Körper, das sind unter anderem die Nervenbahnen, Meri-

11 Siehe dazu: http://www.youtube.com/watch?v=Ho1o4a7P4Hg

diane, Chakren und Zellen, welche elektromagnetische Impulse weitergeben. Sie alle sind Lichtleiter. Wie wir später aus der geistigen Welt erfahren werden, gibt es sogar noch feinere Lichtenergie- und Informationsleitnetze als die genannten, doch diese können wir mit den heute gebräuchlichen Messverfahren noch nicht sichtbar machen. So wie manche Insekten mit ihren Sinnesorganen, zum Beispiel ihren anders gerasterten Augen, sehr viel mehr wahrnehmen können als wir Menschen, so sind auch die feiner verästelten und diffizil ausgeklügelten Lichtinformationssysteme in uns auf einer anderen (geistigen) Ebene klar wahrzunehmen.

Doch an dieser Stelle soll uns genügen, uns daran zu erinnern, dass die Stoffwechselprozesse in unseren Zellen durch Lichtimpulse gesteuert werden. Licht steuert die vitalen Lebensprozesse im Menschen. Wissenschaftler wie Marco Bischof und Fritz-Albert Popp haben sich damit eingehend beschäftigt.

Unsere vitalen Stoffwechselprozesse werden über Licht gesteuert

Allein die 100 000 chemischen Reaktionen, die pro Sekunde in jeder Zelle unseres Körpers ablaufen, erfordern zur Steuerung eine unbegreifliche Informationsflut, die nur auf der Basis von immateriellen Schwingungen zu bewältigen ist.[12] Es konnte gezeigt werden, dass jede Körperzelle mehr als 100 000 Lichtimpulse pro Sekunde emittiert. Diese Lichtemissionen, die nicht nur von Menschen, sondern von allen Lebewesen ausgesendet werden, werden Biophotonen genannt. Forschungen haben ergeben, dass sie der Steuerungsmechanismus hinter allen chemischen Reaktionen sind.

Die Zellkommunikation in unserem Körper (das heißt die Kommunikation in und zwischen den Zellen) läuft also über das

---

12 Vgl. dazu: Dr. med. Michael Martin Hadulla et. al. in: *das zaenmagazin*, 01.2014, S. 35.

Transportmedium Licht. »Jede lebende Zelle steuert über eine physikalisch messbare ultraschwache Photonenabstrahlung eigene Stoffwechselfunktionen, koordiniert sich mit allen übrigen Zellen zu Organfunktionen und koordiniert die einzelnen Organfunktionen im Gesamtorganismus«[13], so der Mediziner Oskar Mastalier. Er erklärt, dass dies unabhängig von Nervenleitungen oder hormonellen Signalen geschieht, und zwar durch ein drittes unabhängiges Informationssystem, das der elektromagnetischen Lichtsignale.[14]

Das hatten wir ja bereits von der geistigen Welt gehört, dass es hinter den bekannten Lichtleitbahnen im Körper noch feiner verästelte, hierarchische Lichtfelder gibt. »Das Spannende ist nun«, dass Licht nicht als »Nebenprodukt« einer biochemischen Reaktion entsteht, sondern dass Licht *vorher* da ist und diese chemische Reaktion erst steuert und initiiert. Zur Verdeutlichung: In den herkömmlichen Modellen der Chemie und Physik wird gelehrt, dass Licht emittiert, sobald ein Elektron, welches sich in einem angeregten Zustand auf einem höheren Energieniveau befindet, zurückfällt auf ein niedrigeres Energieniveau, und dass das bei jeder chemischen Reaktion passiert. Früher lag der Fokus der Biologie und Medizin auf den biochemischen Reaktionen zwischen Proteinen, der DNA und anderen Molekülen innerhalb der Zellen. Heute hingegen weiß man, dass ein Biophoton immer *vor* einer chemischen Reaktion emittiert. Ohne das Lichtsignal (Signal der Biophotonen) kann keine chemische Reaktion stattfinden; sie sind wie ein Steuerungssystem für die Biochemie, die im Körper stattfindet. Erinnern wir uns an die Astrophysik: Vor der Materie war das Licht.

»Die Schöpfung ist nicht vollendet«, sagt Walter Medinger, weder in uns Menschen, noch in der Wirklichkeit um uns herum. Das sich Erschaffende, das Schöpferische, findet in jedem Augen-

13 Dr. Oskar Mastalier, »Information und Energie in lebenden Systemen« in: *Natur-Heilkunde Journal,* Jan. 2013, S. 8.

14 Vgl. ebd.

blick statt. Wir wissen heute, dass sich alle fünf bis sieben Jahre die meisten Bausteine unseres Körpers erneuern. Wenn wir bedenken, dass wir trotz dieser Tatsache immer noch dieselbe Gestalt haben und dieser schöpferische Neu-Werdungs- und Gestaltungsprozess über Licht und Information abläuft, können wir verstehen:

Wir sind keine statischen Wesen, sondern Mitschöpfer. Wir sind kreative Energie. Auch in uns ist dieses kreative Licht.

In unseren Zellen ist Licht

Schon in den 1970er Jahren fanden Wissenschaftler heraus, dass unsere Zellen Licht abstrahlen, die sogenannten Biophotonen (Lichtquanten). Doch nicht nur die Zellen von uns Menschen emittieren Licht, sondern die eines jeden Lebewesens. Ob Mensch, Tier oder Pflanze – jede dieser lebendigen Zellen sendet also Lichtwellen aus. Diese Biophotonen zeichnen sich laut Walter Medinger dadurch aus, dass sie zwar nur ein sehr schwaches Licht bilden, aber kohärent (das heißt gleichschwingend) sind wie Laserlicht. Zellen sind also quasi Biolaser.

Dem Biophysiker Fritz-Albert Popp ist es gelungen, diese schwachen Lichtemissionen zu messen und nachzuweisen, dass jede lebendige Substanz ein schwaches Licht mit Wellenlängen zwischen 200 und 800 Nanometern abstrahlt. Diese ultraschwache Zellstrahlung (ein schwaches Leuchten in lebenden Zellen) strahlt nur wenige Quanten pro Sekunde und Quadratzentimeter ab, entsprechend dem Schein einer Kerze aus zwanzig Kilometern Entfernung.

»We are all candles!«[15], bringt es die amerikanische Wissenschaftsjournalistin Lynne McTaggart auf den Punkt.

Es ist da – das Licht in uns. In jedem von uns.

---

15 Lynne McTaggart in ihrem Vortrag auf dem Bleep-Kongress 2010 in Hamburg.

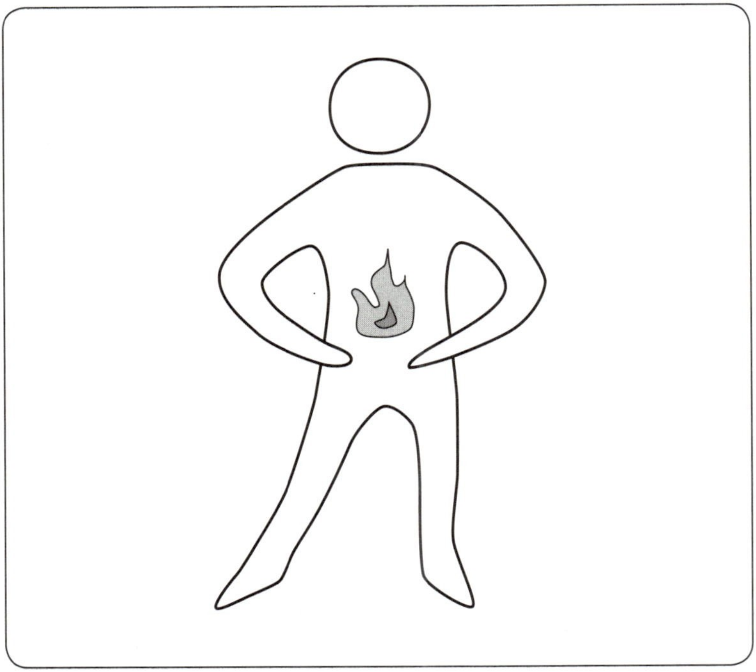

Abb. 2 We are all candles

Sind wir also bereits erleuchtet, bevor wir erleuchtet sind?

Nun, wir wissen aus der Biophysik:

- In unseren Zellen ist Licht messbar,
- die Kommunikation in und zwischen den Zellen läuft über Lichtprozesse
- und unsere Stoffwechselprozesse werden auch über Lichtsignale gesteuert.

Daraus können wir folgern: Das Leben ist ein Lichtprozess. In uns ist und wirkt Licht. Oder im übertragenen Sinn: Bevor ich erleuchtet bin, bin ich bereits Licht.

Wir müssen also nicht erleuchtet sein, um erleuchtet zu sein. Es ist ein Phänomen unserer Zeit, dass viele Menschen sich unglaublich anstrengen, um sich spirituell weiterzuentwickeln. Sie besuchen 137 Seminare, lassen sich coachen, folgen einem Guru oder setzen sich mit verkniffenem Gesicht aufs Meditationskissen. Ein Mann schrieb einmal an Mario Mantese, er sei in seiner spirituellen Entwicklung schon recht weit fortgeschritten. »Schade eigentlich«, kommentierte dieser, »was kann ich da noch für ihn tun?« Mit mentalen Konzepten wie solchen, die uns nahelegen, wir müssten fort-schreiten, können wir uns im Grunde nur von uns selbst und unserem inneren Kern entfernen.

Die gute Nachricht ist: Bevor wir uns anstrengen, um erleuchtet zu sein, sind wir es bereits. Und das sogar, wenn wir es, wie in meinem Fall, die meiste Zeit unseres Lebens noch nicht einmal merken. Das ist nicht relevant. Denn ganz gleich, ob ich mir dessen in meinem Leben bewusst bin oder nicht:

Ich bin das Licht. Das ist ein Faktum. Wir sind das Licht.

Was damit wegfallen kann, ist: etwas erreichen zu wollen. Erleuchtung findet nicht nach jahrelangem Üben der Zen-Meditation oder Ähnlichem statt, Erleuchtung passiert in jeder Sekunde unseres Seins, in dir, in mir, in ihm ...

Kennen Sie den Witz? Sperre zehn Erleuchtete für zehn Tage in einen dunklen Raum – und es gibt Tote.

Wenn dieses Licht schon in dir ist, was gibt es dann noch zu erreichen? Du kannst eine Kerze nicht »anner« machen. Was ich tun kann, ist, das Licht im Inneren entdecken. Ich kann es wahrnehmen, mich er-inner-n und spüren, was ich in der Tiefe und in der Essenz meines Seins bin.

Licht kennt keine Bedingung, keine Lehre und kein Dogma. Das wissen wir inzwischen von den Astro-, Bio- und Quantenphysikern. Licht ist da – bedingungslos. In jedem von uns. Licht wirkt immer. In mir und in jedem Menschen. Im Kollegen, im U-Bahn-Kontrolleur, in der Bäckereiverkäuferin, in ihrem Sohn, in dessen Lehrer, in Ihrem Chef, in meiner Mutter. Es ist das, was wir zutiefst sind. Licht ist die natürlichste Natur unseres Seins.

Doch zurück zur Biologie und ihren faszinierenden Forschungsergebnissen, die uns zeigen, wie das Licht in unseren Zellen wirkt. Walter Medinger berichtete mir in einer E-Mail von der spannenden Neuigkeit. Er schreibt: »Wir kennen heute den Mechanismus, wie Lichtquanteninformation in alle Zellprozesse einfließt: Bisher hatten wir in der Wissenschaft nur verstanden, wie Phosphor die Energie in die Zelle bringt, doch nun wissen wir, wie Lichtinformation in die Zelle transportiert wird.

Wir können uns das so vorstellen: So wie wir mit Euro für alles, was wir zum Leben brauchen, bezahlen, so hat die Zelle eine Energiewährung, die bei jedem Zellprozess, der ablaufen soll und der Energie benötigt, eingesetzt wird. Die Energiewährung der Zelle ist ein Triphosphat, genauer gesagt Adenosintriphospat, kurz ATP genannt.

Man kann das ATP mit dem Chip auf der Bankkarte vergleichen. So wie man Bankkarten mit einem bestimmten Betrag aufladen kann, so wird auch das ATP aufgeladen mit Energie, wenn es im Zellkern hergestellt wird.

Dies war unter Biophysikern und Biochemikern schon länger bekannt. Was wir erst seit Kurzem wissen: Immer wenn eine solche Währungseinheit hergestellt und mit Energie aufgeladen wird, dann wird sie auch durch ein Lichtquant mit Information aufgeladen. Der Speicher der Lichtinformation ist der A-Teil des Moleküls, das Adenosin. Und nun passiert Folgendes: Bei jedem Prozess in der Zelle, der Energie benötigt, kommt ein solches ATP-Molekül zum Einsatz: Das TP liefert die Energie, und vom A-Teil des Moleküls fließt die Lichtinformation über. So durchflutet Lichtinformation alle unsere Zellprozesse.«[16]

Ohne Licht könnten Sie also keine Zellprozesse im Körper bezahlen, wenn wir im Bild der Bankkarte bleiben wollen. Oder, anders ausgedrückt: Ohne Energie können Zellen ihre biochemischen Reaktionen nicht durchführen, doch ohne Lichtinformation könnten diese weder initiiert noch in der guten, richtigen Ordnung ablaufen.

---

16 Dr. Walter Medinger in einer E-Mail vom 04.12.2014 an die Autorin.

Licht ist mehr als das sichtbare Licht

Licht geht weit über das Sichtbare hinaus. Machen wir uns bewusst: Was wir im allgemeinen Sprachgebrauch mit dem Wort »Licht« bezeichnen, meint lediglich elektromagnetische Lichtwellen, die im Spektrum von 380–780 nm liegen. Das ist der für unsere Augen sichtbare Bereich der Lichtwellen.

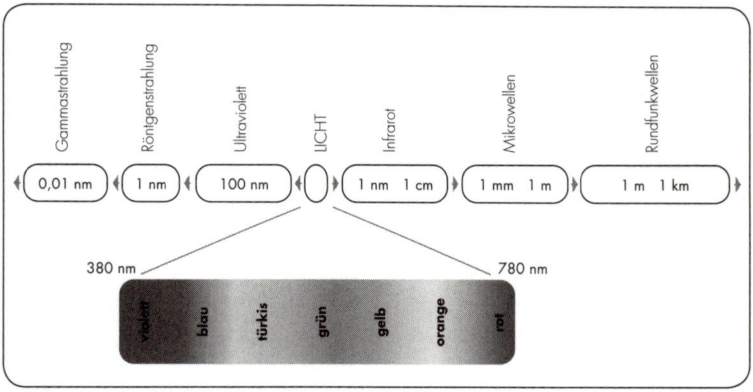

Abb.3: Lichtspektrum

Das Spektrum aller Lichtwellen, also dessen, was wir auf einer umfassenderen Ebene als Licht bezeichnen, ist jedoch in Wirklichkeit viel größer – nur eben für das menschliche Auge unsichtbar (etwa die angrenzenden Infrarotwellen, Mikro-, UV- oder Röntgenwellen). Und selbst darüber geht der Begriff des Lichtes als Schöpfungsmodus, wie ihn die geistige Welt versteht, hinaus. *Denn Licht ist mehr als Licht,* wie sie uns erläutert:

> Es ist das Licht des Bewusstseins, wie es das All erfüllt. Das Schöpfungslicht erfüllt das Sein in mannigfaltigen Facetten, Stufen und Hierarchien. Es sind Wellen und Impulse des Schöpfungsgeschehens,

das nicht nur einmal, sondern immer stattfindet. Es ist das Bewusstsein der Liebe. Es ist ein zeitloses Sein, das über die Materie in die Zeit und Form gerinnt (oder ausschmiert, wie die Physiker sagen).

Das Licht des schöpferischen Bewusstseins ist omnipräsent in Euch. Es ist das Urgewebe der Schöpfung, aus der alles Weitere, was entstehen soll geknüpft wird. Jedes Objekt, jede Materie, jedes lebende Wesen. Licht ist der Klangteppich der bewussten Liebesinformation, aus dem alles, was ist, gewebt ist. Es ist gleichzeitig der Klangteppich, der auch geometrische Muster in Szene zu setzen weiß. Es ist der Urgrund, der Teppich, aus dem und in den wir (ein)gewoben sind. Wie ein Gobelin, der im Museum an der Wand hängt, der verschiedene Szenen des Lebens darstellt. Licht ist der Faden (des Gobelins) und damit auch die Substanz der Menschen und Gebilde in den dargestellten Szenerien. Licht enthält als höchste Instanz die Information über alles Weltgeschehen und auch über die Abläufe im menschlichen System und allem, was ist. Und Licht ist mehr. Es ist der »ignition key«, der Zündschlüssel, der dafür sorgt, dass das Geschehen abläuft.
Licht ist viel mehr. Es ist die Natur unseres Seins.

Dem Licht auf der Spur – in Pflanzen

Leben ist ohne Licht nicht möglich. Leben entsteht aus dem Licht. Das sehen wir am besten an uns selbst ebenso wie auch an den Pflanzen. Sie sind wunderbare Vermittler, über die wir unter anderem diese essentielle Lebensenergie aufnehmen.

Wir bleiben dem Licht in der Biologie also weiter auf der Spur und wenden uns den Pflanzen zu, die, wie unser Körper ja auch, eine ganz faszinierende Partnerschaft, eine umwandelnde Beziehung mit dem Licht pflegen.

Leben entsteht aus Licht – was uns die Pflanzen offenbaren

Jeder weiß, wie faszinierend ist es, wenn Licht auf kargen Boden fällt, Samen zum Keimen und Pflanzen zum Wachsen und Entfalten bringt. Wenn wir genau hinschauen ins Reich der Pflanzen, wird uns das Phänomen des Lichtes im besonderen Ausmaß bewusst. Dann wird klar, dass Pflanzen mehr sind, als unser gewöhnlicher Blick auf sie erahnen lässt. Der Pflanzenexperte Wolf-Dieter Storl führt uns das sehr schön vor Augen:

»Pflanzen sind die einzigen Wesen, die die Fähigkeit haben, mit aufgenommenem Sonnenlicht die unbelebten, anorganischen Elemente zu beleben. Mithilfe dieser Lichtenergie spalten sie das Wasser (H_2O), um den dadurch freigesetzten Wasserstoff (H) anschließend mit Kohlendioxid (CO_2) zu verbinden. So entsteht der Urnährstoff, das energiegeladene Traubenzuckermolekül. Auf diesem Zucker, diesem mineralisierten Himmelslicht, basieren alle anderen, organischen Moleküle: Stärke, Eiweißstoffe, Fette, Zellulose und vieles mehr. Die grünen Alchemisten bringen also das Leben auf die Erde. Sie sind die Ernährer der anderen Lebewesen.«[17]

Den Gedanken Storls fortsetzend, könnte man also sagen:

Pflanzen machen das Sonnenlicht für uns essbar.

Schon der Wissenschaftler Marco Bischof stellte fest: Es ist »schlussendlich das Sonnenlicht selbst, das die Essenz unserer Nahrung darstellt«.[18]

Mir wird bewusst, wie sehr wir tagtäglich – und sei es über so etwas »Gewöhnliches« wie Essen – mit unserem Ursprung, dem Licht, in Verbindung stehen. Pflanzen sind Lichtspender für

17 Wolf-Dieter Storl, *Die Seele der Pflanzen*, S. 11.
18 Marco Bischof, *Das Licht in unseren Zellen*, S. 175.

uns und das können wir schätzen: diese schöne Partnerschaft zwischen den lichtvollen, lichtumwandelnden Pflanzen und uns.

Pflanzen haben also die Fähigkeit, anorganisches Material mithilfe des Lichtes in organisches Material zu verwandeln. Um die brillante Intelligenz der Natur noch besser zu verstehen, machen wir uns an dieser Stelle klar: Aus dem Spektrum des für unsere Augen sichtbaren Teil des Lichtes nutzen die Pflanzen für ihre alchemistischen Prozesse nur einen bestimmten Ausschnitt: den intensivsten.

»Interessant ist«, erläutert uns Walter Medinger genauer, »dass die Pflanzen das Licht von etwa 550–600 nm zur Photosynthese nutzen, also jenes Spektrum, das im gelb-grünen Bereich liegt.« Er führt weiter aus: »Das Intensitätsmaximum des sichtbaren Anteils des Sonnenlichtes liegt im gelb-grünen Bereich. Diesen Bereich nützen daher auch die grünen Pflanzen mithilfe ihrer Farbstoffe bei der Photosynthese. Nun sind diese Bereiche des Lichtspektrums deshalb so stabil und daher ›prädestiniert für die Anwendung in der Natur‹, weil sie auf einem Knoten der G-Welle liegen.«[19]

> Die Pflanzen nutzen also den intensivsten, kraftvollsten Teil des Sonnenlichtes für ihre Umwandlungsprozesse und für unsere Ernährung.

Wie lebensspendend der Lichtimpuls ist, der hinter allem steckt, zeigt sich immer stärker. Hat mich je ein Lehrer in der Schule auf diese faszinierende Tatsache aufmerksam gemacht?

Gesunde Organismen leuchten

Fritz-Albert Popp hat konventionell angebaute Äpfel mit biologisch angebauten Äpfeln verglichen und dabei festgestellt: Das konventionelle Obst speichert nicht nur weniger, sondern es verliert auch

19 E-Mail von Dr. Walter Medinger an die Autorin vom 17.11.2011.

schneller sein Licht. So ist nach wenigen Tagen Lagerung nur noch wenig Licht im Apfel enthalten. Bioobst dagegen hat einen sehr viel höheren Lichtgehalt, und ist auch in der Lage, diesen zu halten. Natürlich belassene Lebensmittel verfügen über eine größere Lichtspeicherkapazität und speichern das Licht über eine längere Dauer.

Egal, was wir essen, in all diesen Erzeugnissen ist Licht gespeichert. Licht und damit Energie und Information. Wie in jeder Materie. Lebensmittel variieren jedoch in ihrem Lichtgehalt (genauer gesagt, in ihrem Licht- und Informationsgehalt). Je mehr ein Lebensmittel raffiniert, also einem Verarbeitungsprozess unterzogen wird, desto mehr der ursprünglichen, natürlichen Lichtenergie geht verloren und desto weniger nahrhaft ist es also für uns Menschen. Je weniger das Lebensmittel mit unserer inneren Lichtstruktur resoniert, desto weniger kompatibel ist es mit unserer eigenen natürlichen (kohärenten) Licht- und Informationsstruktur.

Das leuchtet ein, da natürliche Lebensmittel kohärentes Licht enthalten und auch das innere Lichtgewebe des Menschen kohärent ist. Genauso wie das eines jeden Lebewesens. Die natürliche Seinsstruktur des Lebens ist kohärent. Essen wir möglichst natürliche Lebensmittel, so treffen quasi zwei Systeme der gleichen Wellenart aufeinander, nämlich das Lebensmittel und unser Körper.

Es kommt also auf den Lichtgehalt in den Nahrungsmitteln an. Doch nicht allein die Lichtmenge, »sondern auch die Kohärenz des Lichtes (ist es), die die Qualität eines Lebensmittels bestimmt«.[20] Auch das haben die Forschungsergebnisse von Fritz-Albert Popp ergeben.

Kohärenz bedeutet Gleichschwingung, das heißt Lichtwellen, deren Wellenzüge in jedem Augenblick übereinstimmen; ihre Wellentäler und Wellenberge befinden sich in jedem Moment in der gleichen Phase.

---

20 Vgl. hierzu Holger Fuß: »Biophotonen. Das rätselhafte Leuchten allen Lebens«, in: *Spiegel online Wissenschaft* vom 23.08.2005.

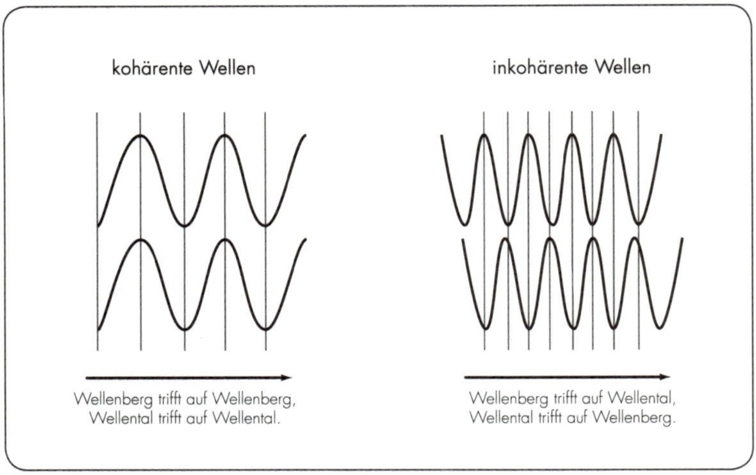

Abb. 4: Kohärente und inkohärente Wellen

Das Besondere dabei ist: Kohärente Wellen verstärken sich maximal. Das kann man am leichtesten am Beispiel von Laserlicht nachvollziehen: Mit seinem kohärenten Licht lässt sich sogar Stahl schneiden. Wie kraftvoll ein Lebensmittel ist, wieviel Power es hat, hängt also auch von der Kohärenz seines Lichtes ab. Dies macht das folgende Beispiel deutlich:

Eine Freundin von mir liebt es, hin und wieder geräucherte Biosalami zu verspeisen. Ärgerlich stellte sie einmal fest, dass die geliebte Dauerwurst ihrem Namen überhaupt keine Ehre machte: schon nach wenigen Tagen war sie verdorben. Ihren Bauern dazu befragt, gab dieser folgende Auskunft: Wenn die Tiere beim Schlachten Stress haben, wird viel Adrenalin ausgeschüttet, und das macht die Ware weniger haltbar. Wurst, die aus angstgetränktem Fleisch besteht, verdirbt schneller. Und genau dieses Phänomen von Angstschwingung konnte als dekohärente Wellen wissenschaftlich gemessen werden. Angst ist dekohärentes Licht. Durch Angst geht viel Energie verloren. Dekohärente Wellen verstärken sich nicht gegenseitig, daher ist es gut nachvollziehbar, dass der Lichtgehalt von Lebensmitteln mit dekohärenten Wellen schnell abnimmt.

Halten wir also fest: Über die Nahrung nehmen wir Lichtquanten auf. Das Licht in den Lebensmitteln vermittelt Lebenskraft. »Nach Popp sind Lebensmittel nichts anderes als Lichtinformation.«[21] Fritz-Albert Popp hat inzwischen eine Vielzahl von Lebensmitteln auf ihren Lichtgehalt hin untersucht. »Die Lichtmessung, sagt Popp, liefere Aussagen, wo die herkömmliche Inhaltsanalyse versage.«[22]

So wissen wir nun also: Ein natürlich angebauter, chemisch nicht behandelter Apfel speichert mehr Licht und hält es länger. Und was für den Apfel gilt, trifft auch für den Menschen zu. Denn es gibt einen Zusammenhang zwischen der Biophotonenkonzentration in der Zelle (Lichtquanten) und der Vitalität eines biologischen Systems.

> Wir sind gesund, wenn unsere Zellen ihren natürlichen Lichtgehalt halten, wenn sie also fähig sind, Licht zu speichern und über Licht zu kommunizieren.
>
> Gesunde Organismen leuchten.

Lichtquanten in der Nahrung

Bei genauer Betrachtung sind es drei Arten von Nahrung, die in unserem Leben eine Rolle spielen:

1. Unser ganz »normales« Essen, das ja überwiegend aus Obst, Gemüse, Getreide, Fleisch usw. besteht – die feststoffliche Nahrung also.
2. Das Lichtfeld der Schöpfung, das uns umgibt. Jedes Lebewesen ernährt sich über dieses Licht – das heißt von den Seinsstrah-

21 Ebd.
22 Ebd.

len des Lebensnetzes, in das wir eingewoben sind. Über das Netz der Schöpfung führen wir uns immer wieder lebendige Strahlen des Lichtes zu – auch in verdichteter Form über die Materie, wie sie in einem Kuchen, einem Eis, einem Brötchen, einer Zucchini, einem Bonbon, einem Steak oder was auch immer stecken. Spannend wird sein, aus der geistigen Welt zu erfahren, wie jeder Mensch permanent über das Seinsfeld genährt ist, auch ohne dass er etwas über die üblichen Kanäle und Schleusen (Mund, Verdauungsapparat) zu sich nehmen müsste.[23] Allerdings geschieht die feinstoffliche Lichtnahrungsaufnahme nicht nur über das Seinsfeld, sondern sie wird auch – und das ist entscheidend! – aus uns selbst generiert.

3. Und so gibt es noch eine dritte Art der Nahrung für uns, sie findet ebenfalls auf feinstofflicher Ebene statt. Unentwegt versorgen wir uns selbst mit Licht durch unser Denken, Fühlen und Verhalten. Permanent. Bewusst, im wachen Zustand, meist 16 Stunden am Tag, das heißt also während und vor allem zwischen den »normalen« Mahlzeiten. Eben durch diese Permanenz des Denkens und Fühlens wird deutlich, welch bedeutende Rolle die dritte Art der feinstofflichen Ernährung spielt. Die Helligkeit unserer Gedanken, Gefühle und Handlungen ist es, mit der wir uns ständig mit Licht versorgen – mit wohltuender, erbaulicher Energie und Information oder mit wenig nahrhafter, wenig liebevoller Energie.

Ernährung (feststofflich)

Der Prozess der Nahrungsaufnahme erfolgt wie gesagt sowohl auf grob- wie auch auf feinstofflichen Ebenen. Kommen wir nun

23 In alten Kulturen und Traditionen finden wir die Bezeichnungen Prana (hinduistische Tradition, Yoga), in China den Begriff Qi für die alles durchdringende, nährende Lebenskraft.

zunächst zu der Art von Nahrung, die uns am geläufigsten ist, die feststoffliche Nahrung.

Das Wichtigste bei der Ernährung ist der Genuss und das zu essen, was einem guttut, das heißt nach dem zu greifen, wozu man Lust hat und einen natürlichen Impuls verspürt. Die Lichtspeicherfähigkeit der Lebensmittel ist daneben ein weiterer Aspekt. Achten wir darauf, dass das, was wir zu uns nehmen, möglichst natürlich und schonend und mit Respekt für die Mitgeschöpfe und die Umwelt hergestellt ist, dann hat es automatisch einen hohen Lichtgehalt. Und Licht nährt uns, wie wir wissen. Das Licht im Lebensmittel trägt natürlich auch die Information des Produktionsprozesses in sich, und ob diese uns zuträglich ist, hängt eben auch von dessen Qualität ab, sprich von dem Geist, in dem die Ware hergestellt wurde.

Uns stellt sich heute die Frage, wie wir im Einklang mit der Natur leben können und wie wir unsere eigene Natürlichkeit achten möchten. Ich selbst habe lange Zeit, wie auch die Generationen vor uns, dazu beigetragen, dass Massentierhaltung unter schlimmsten Bedingungen für die Lebewesen und in billigsten industriellen Produktionsprozessen ihren Lauf nehmen konnte. Die Frage ist: Wie wollen wir uns ernähren und mit Respekt und in Frieden zusammenleben? Es gibt erste Anzeichen dafür, dass eine andere Ära im Begriff ist anzuheben.

Je mehr wir wissen, umso weniger können wir die Augen vor dem verschließen, was passiert. Darunter ist die Tatsache, wie respektlos die Bedingungen der Massentierhaltung und der an sie anschließenden Produktionen sind. Je mehr wir uns des eigenen Lichtes bewusst werden, umso feinfühlender werden wir auch für das Licht im anderen und umso weniger Leid wollen wir unseren Mitgeschöpfen zufügen. Dieses Bewusstsein für uns selbst bringt es ganz automatisch mit sich, dass wir mehr Lust auf fleischlose (vegetarische, vegane) Ernährung haben.

Immer mehr Menschen werden sich klar darüber, was sie anderen Seelen mit ihren Essgewohnheiten antun. Mir persönlich hat

Ruediger Dahlke den Impuls dafür geliefert, meine Ernährung vor einigen Jahren auf vegetarisch umzustellen. Schon lange hatte ich zwar kaum Fleisch, dafür aber umso lieber einmal Wurst und Schinken zum Abendbrot gegessen.

Dahlkes Buch *Peacefood* und die von ihm zusammengestellten Fakten haben mich dann dazu bewogen, ganz auf vegetarische Kost umzusteigen und damit einer inneren Stimme zu folgen, die ich schon lange mit mir herumtrug. Mir bekommt die vegetarische Ernährung sehr gut. Erstaunlich ist ja, dass wir damit auch dazu beitragen können, das Welthungerproblem zu lösen. Denn die pflanzenfressenden Tiere, die wir züchten, um sie zu verspeisen, wie Rinder, Schweine, oder Hühner würden uns nicht das Essen wegessen. Würde sich der Großteil der Weltbevölkerung vegetarisch ernähren, müsste niemand auf der Erde hungern.[24] Ist das nicht eine spannende Vision? Mich fasziniert das.

Doch das Wichtigste, und das möchte ich betonen, ist, die indivi-

---

24 »Fleisch ernährt wenige auf Kosten vieler, denn für die Produktion von Fleisch wird wertvolles Getreide, das die Menschen direkt ernähren könnte, an Tiere verfüttert; in Europa sind das etwa 60 % des erzeugten Getreides. Laut amtlichen Angaben des Landwirtschaftsministeriums der Vereinigten Staaten werden in Amerika über 90 % des angebauten Getreides an Schlachttiere (Rinder, Schweine, Schafe, Hühner usw.) verfüttert. Oder anders ausgedrückt: An die Schlachttiere Amerikas wird jährlich mehr Getreide verfüttert, als die Bevölkerung von Indien und China zusammengenommen zur Ernährung braucht! (aus: *Das Brot des Siegers,* S. 27.) Weltweit gesehen, wird rund 40 % der gesamten Getreideernte an Vieh verfüttert. Von der Getreidemenge, mit der man 100 Schlachtkühe ernährt, könnte man 2000 Menschen Nahrung bieten. Alle Schlachttiere auf der ganzen Welt zusammengenommen verbrauchen eine Futtermenge, die dem Kalorienbedarf von 8,7 Milliarden Menschen entspricht – das ist mehr als die gesamte Weltbevölkerung! [...] Anders ausgedrückt: Ein einziges Steak von 225 Gramm enthält so viel Pflanzenenergie, wie benötigt wird, um einen Tag lang rund 40 hungernde Menschen zu ernähren!« http://vegetarisch-leben.de/buch/fleischproduktion-welthunger-naturzerstoerung.html

duelle Freiheit zu achten. Auch das trägt maßgeblich zur Gesundheit bei (egal, was ich esse). Ich möchte selbst frei entscheiden, wie ich mich ernähre, und diese Freiheit jedes anderen achten. Sagen Sie jemandem, wie er oder sie sich ernähren soll, schon fängt ein Kleinkrieg an.

Letztendlich kommt es auch – und zwar entscheidend! – auf die Haltung an, mit der ich esse und genieße. Deshalb sind ja auch viele unserer Eltern so alt geworden, obwohl sie sich von Massenproduktions- und Discountware ernährt haben. Sie hatten die Freiheit, sich so zu ernähren, wie sie wollten, und zwar auch die Freiheit, das für gut zu halten, was sie sich zuführten. Und in dieser Generation wurde noch mit viel Liebe gekocht. Das dürfen wir nicht vergessen. Der Geist prägt die Ergebnisse, er isst mit. Denn die Angst oder die Liebe, mit der ich esse, ist auch eine Information, die ich mir zuführe.

Das folgende Beispiel führt uns die bedeutende Rolle des eigenen Geistes eindrücklich vor Augen.

Anita Moorjani, eine Frau, die im Endstadium an Krebs erkrankt war und auf wunderbare Weise geheilt wurde, schreibt in ihrem Buch *Heilung im Licht,* wie sie viele Jahre ihres Lebens penibel darauf geachtet hat, sich »richtig« zu ernähren. Im Rückblick stellte sie fest, dass sie trotz all ihrer Bemühungen, sich bewusst und gesund zu ernähren, Krebs bekommen hatte.

»Ich war paranoid, was das Essen anging. Ich war strikte Vegetarierin. Ich nahm nur Bioprodukte zu mir, aß makrobiotisch, nahm zusätzliche Vitamine und trank Weizengrassaft – und zwar *bevor* ich krank wurde. Ich glaubte, dass alles Krebs verursacht, angefangen bei der Mikrowelle bis hin zu den Konservierungsstoffen. Ich ernährte mich äußerst gesund – aber aus der Angst heraus.

Jetzt esse ich, worauf auch immer ich Lust habe. Ab und zu esse ich Schokolade und trinke Wein oder Champagner. Ich achte darauf, dass mir das Essen und das Leben Spaß machen! Ich glaube, glücklich zu sein ist wichtiger als alles andere.

Es ist alles andere als lustig, immer diese so genannten ›gesunden‹ Nahrungsmittel zu sich zu nehmen und miesepetrig zu sein, weil man Angst hat, krank zu werden. Wenn wir ängstlich sind, führt das zu einer Reihe anderer Probleme. Unser Körper ist tatsächlich sehr viel widerstandsfähiger, als wir meinen, vor allem wenn wir glücklich sind und nicht unter Stress stehen.

Und wenn ich mich nun dafür entscheide, gesund zu essen, dann tue ich das aus Liebe statt aus Angst. Das ist meine Vorgehensweise in allen Lebensbereichen, und ich lade Sie ein, es genauso zu machen.«[25]

Zu essen, was einem schmeckt, ist segensreich und wichtig, denn die Seele isst auch mit. Schmause ich mit Hingabe und Liebe, so ist das ein wunderbarer Genuss, denn Liebe ist eine Information, die von kohärenten, kraftvollen (weil sich verstärkenden) Lichtwellen transportiert wird. Und diese Kraft steht mir und meiner Gesundheit dann natürlich zur Verfügung; ich verleibe mir diese kraftvolle Energie quasi ein.

So ist die Haltung, mit der ich esse, nicht zu unterschätzen. Sie wirkt. Wenn ich mich quäle und verurteile, während ich esse, aus Schlankheitswahn (ich bin nicht gut genug, so wie ich bin) oder anderen Gründen, wird es mir (und anderen) nicht dienlich sein.

Viele Menschen fragen sich heute, ob sie hauptsächlich grüne Pflanzen essen sollen; sehr in Mode sind derzeit auch grüne Smoothies. Daneben gibt es die Frage, ob es besser sei, nur Pflanzen zu essen, die viel Licht gesehen haben, also, ob man Gewächse meiden sollte, die in der Erde wachsen und anscheinend nie selbst Sonnenlicht gesehen haben, Kartoffeln oder Wurzelgemüse zum Beispiel.

Doch wie sollte etwas wachsen ohne Licht? Auch in den Knollen, die unterirdisch gedeihen, steckt eine Lichtstruktur. Sie ist da. Sie hat vielleicht eine andere Struktur (Lichtgitter, die eben-

25 Anita Moorjani, *Heilung im Licht*, S. 248.

diese Knolle bilden), doch auch diese ist lichtgetränkt. Die innerste Struktur ist immer Licht. Warum sollte ich das nicht genießen?

Auch ich selbst bin eine Lichtstruktur. Auch wenn meine Beine (fast) das ganze Jahr über in Hosen stecken und ebenfalls kein Licht sehen, so sind sie ihrer innersten Natur nach doch Licht. Sollte ich meine Beine für schlechter halten als mein Gesicht oder meine Hände? Was für ein Unfug!

Es ist ratsam, sich Gutes zu tun. Das erhöht unsere Lebensdauer. Wenn man ständig im inneren Kampf mit sich ist, zehrt das an den eigenen Lebenskräften und -säften. Wir sind dann schneller erschöpft. Also, ab und zu mal ne Currywurst (kann ja vegetarisch sein ;-)) und voll genießen! Mmmhh, das bekommt mir gut. Was wir bei allem immer wissen sollten: Meine Seinsstruktur ist heil. Von daher kann ich mir auch durch Essen nicht viel Schaden zufügen. Besser, als sich alles zu verbieten, ist es, mit Genuss zu essen und zu beobachten, wie es einem nach verschiedenen Speisen geht. Fühle ich mich schwer und behäbig, oder glücklich und rund? Lassen Sie Ihren Instinkt entscheiden, was Ihnen guttut und was nicht.

Wir kosten das Leben zu wenig aus. Und das gilt auch beim Essen. Genießen ist Frohsinn. Und es steckt an, wenn man es gemeinsam tun kann. Also, tun wir es!

Ernährung – feinstofflich

Kommen wir in den beiden folgenden Abschnitten zu den zwei feinstofflichen Ebenen der Nahrung. Wir Menschen sind ein Wellengeflecht aus Licht, wie auch alles, was uns umgibt.

Licht ist unbegrenzt. Wir leben in dem alles durchspannenden Seinsgeflecht aus Licht und Information und wir prägen dieses Netz aus innen heraus mit, weil wir Bestandteil des Seins sind. Wir sind *in* das Netz mit unserem eigenen Licht eingewebt und nähren es und wir werden von ihm genährt; wir speisen etwas ein und werden von ihm gespeist.

Nicht nur von außen – über Lebensmittel oder den Äther (das Seinsfeld) – nähren wir uns, wir versorgen unseren Organismus auch innerlich mit Licht, das heißt mit Energie und Information. So werden die folgenden Ernährungshinweise über den Bereich des Essens hinausgehen. Denn wir selbst nähren uns – mit dem, was von uns ausgeht.

Hören wir also unsere geistigen Freunde dazu.

Das Seinsumfeld ist das, was Euch nährt

Fakt ist, dass Ihr genährt seid aus Eurer Seinsessenz, dem ewigen Licht in Euch. Das ist ein Stoffwechsler zwischen Eurem Körper und Eurer Umgebung, die alles Licht und Nahrhafte enthält auf feinstofflicher Ebene, das Ihr in Eurer menschlichen Existenz zum Überleben braucht, das heißt um in Eurer körperlichen Kraft und auch im geistigen, psychischen Wohlbefinden zu bleiben. Das innere Licht ist ein Stoffwechsler, der aus der äußeren Umgebung Licht aufnimmt und in den Körper hinein verstoffwechselt. Das Licht in Euch ist ein Stoffwechsler in die Materie, in die materielle Struktur Eures Körpers hinein. Das geschieht mithilfe der Hypophyse und weiteren Drüsen und Energiefäden. Ihr nennt sie Energieleitbahnen, die wiederum die Meridiane versorgen.

Um die Meridiane herum und darüber hinaus in einem noch feinstofflicheren Netzgefüge liegen diese Energiebahnen, die wir meinen und die die Meridiane mitversorgen. Das feinstoffliche Netz – dessen Teil jene Energiebahnen sind – ist komplex, und es wäre zu kompliziert, alle Funktionsweisen und Bestandteile daraus hier zu erläutern.

An dieser Stelle fragte ich noch einmal nach, weil ich neugierig geworden war: Ist nun die Seele als Stoffwechsler zu verstehen oder das feinere Lichtgeflecht in unseren Körpersystemen?

Beide. Es ist schwierig, ein solch komplexes Verfahren mit einfachen Worten zu erklären, in dem doch Verbundenheit die zugrunde liegende Natur ist, wie Ihr sie mit Eurem zum Kategorisieren neigenden Verstand nicht leicht erfassen könnt. Doch will ich es mit einer Metapher versuchen.
Das Licht der Seele hält die feineren Lichtsysteme aufrecht, und diese Lichtstrukturen wechseln den Stoff des Lichtes in materielles Geschehen. Letztere (die feineren Lichtsysteme) haben mehr die operative Verantwortung, wie Ihr sagen würdet. Die feinen Lichtstrukturen und Kanäle sind quasi der CEO (der Chief Executive Officer), während die Seele als Seinsessenzimpuls des ewigen Lichtes, des Urlichts und der Kraft der Schöpfung die Energie für das ganze Geschehen aufrecht hält. Sie ist quasi, und ich weiß, dass Vergleiche hinken, der Aufsichtsrat – oder besser das »Gremium«, die Instanz, die dem ganzen Geschehen beiwohnt. Wenn sie dem nicht mehr beiwohnt, gibt es auch kein Geschehen mehr.
Eine weitere Analogie mag Euch helfen, den Prozess der Lichtaufnahme zu verstehen. So wie die Pflanzen das Licht verstoffwechseln, so verstoffwechselt Euer Körper das Licht ebenfalls. Auch er ist ein Lichtumwandler. Und so wie das Pigment Chlorophyll in den Pflanzen durch seinen spezifischen molekularen Aufbau wie eine Antenne wirkt, mit dem es das Licht einsammelt – wie der Wissenschaftler Marco Bischof es wunderbar erforscht hat[26] – so wirkt auch Eure Seele wie eine Antenne, die das Licht aus dem Feld einsammelt und weiterleitet (wobei sie natürlich selbst das Licht ist). Das heißt, Ihr könnt Euch theoretisch allein von dem Genährtsein aus dem Seinsumfeld ernähren und Eure Körperfunktion vollkommen aufrechterhalten.
Das ist mühelos. Doch gelingt es nur wenigen Menschen bisher. Voraussetzung ist ein innerer Prozess des Vertrauens in das Genährtsein aus dem Seinsumfeld. Es ist so. Verschiedene

26 Vgl. Marco Bischof, *Das Licht in unseren Zellen*, S. 175.

Seminarleiter und Dienstleister bieten heute Möglichkeiten an, sich diesem Nahrungsfeld zu nähern, zu öffnen und sich in diesem Nahrungsfeld zu wissen. Wenn das gelingt und alle Ängste und Zweifel behoben sind, kann man sich dauerhaft gesund ernähren, ohne dass man physisch (grobstofflich) etwas essen müsste, und dabei leistungsfähig und gesund bleiben. Viele Beispiele einzelner Menschen belegen das.[27]
Blutwerte und alle weiteren vitalen Parameter, die Ihr zur Messung der Gesundheit heranzieht, bleiben dabei stabil. Auch wenn es unglaublich erscheint, ES IST SO. Das genährte Feld gehört zu Eurer Seinsstruktur. Es ist nicht so, dass da Euer Körper ist, in dem alles Lebendige sprudelt und sich konzentriert, und da draußen um ihn herum, also außerhalb von ihm, wäre nichts. In diesem Feld sich geborgen und vollkommen genährt zu wissen ist die Erfahrung bei der Lichtnahrung.

Das kann ganz unspektakulär ablaufen, so wie beim Schweizer Wissenschaftler Michael Werner; er ist promovierter Chemiker Dr. rer. nat. und arbeitet seit gut 20 Jahren als Betriebsleiter in einem pharmazeutischen Forschungslabor. Kurzum, er ist in einer beruflich verantwortungsvollen Position, ist Ehemann und Vater, er führt ein ganz normales Familienleben, macht Sport ... und ernährt sich eben von Licht. Schon seit vielen Jahren.[28] Er hat sich wissenschaftlichen Untersuchungen unterzogen, um, ganz unspektakulär, zu zeigen, dass es funktioniert. Auch in unserem ganz normalen Alltag. Er war einfach neugierig – von seinem akademischen Forschergeist sicher geprägt –, wollte ausprobieren, ob es funktioniert, und ist dann dabei geblieben.

---

27 Viele sind auf der DVD *Am Anfang war das Licht* gezeigt.

28 Seine Erfahrungen hat Michael Werner gemeinsam mit Thomas Stöckli in seinem Buch *Leben durch Lichtnahrung. Der Erfahrungsbericht eines Wissenschaftlers* niedergelegt.

Licht ist Nahrung

Ich habe den Prozess der Lichtnahrung auch am eigenen Leib ausprobiert. Es hat funktioniert, doch was ich nach einiger Zeit vermisste, war die Geschmacksvielfalt. Ich sagte dann oft: »Mir ist so langweilig im Mund.« So bin ich wieder zurückgekehrt zur grobstofflichen Nahrung. Sicher fehlte mir damals auch das Vertrauen, bei der ganzen Sache nicht zu kurz zu kommen. Aber vor allem hat mich diese Erfahrung wie gesagt noch einmal deutlich mein Bedürfnis spüren lassen, die vielen wunderbaren Geschmacksnuancen, die feststoffliche Nahrung mit sich bringt, auszukosten und zu genießen. Mag sein, dass ich auch heute nicht auf die Kalorienzufuhr komme, die derzeit in den Statistiken als »normal« aufgeführt ist, doch ich bin vital und in meiner Kraft. Ich schätze, dass ich mich zu ca. 60 Prozent aus grobstofflichen Lebensmitteln und zu 40 Prozent von Licht ernähre. Und ein Stück weit tut das in Wahrheit jeder Mensch. Ob bewusst oder unbewusst, wir nehmen Lichtquanten über »den Äther«, über das uns umgebende Feld auf. Etwa 30 Prozent unserer Ernährung macht das im Normalfall aus. Schließlich ist auch das Licht des Seinsfeldes unsere Nahrung.

Fassen wir zusammen: Der Mensch ist Licht, seine materielle Struktur besteht aus einer Lichtinformationsstruktur. Das haben wir den Ergebnissen der quanten- und astrophysikalischen Forschung entnommen. Die Wesen aus der geistigen Welt bestätigten dies mit ihren weitergehenden Erläuterungen. Und nun können wir ergänzen, nach dem, was wir von ihnen und aus der Biologie erfahren haben: Der Mensch ist nicht nur Licht, er isst auch Licht.

Unabhängig davon, zu wie viel Prozent genau wir uns feinstofflich vom Licht ernähren, wir können in jedem Falle mit Fritz-Albert Popp feststellen: »Wir Menschen sind ›Lichtsäuger‹«.[29]

29 Vgl. hierzu Holger Fuß: »Biophotonen. Das rätselhafte Leuchten allen Lebens«.

Wir selbst versorgen uns mit Licht und Information

Wir Menschen können uns, darauf bin ich nun ausführlich eingegangen, von grobstofflicher und von feinstofflicher Nahrung ernähren. So sind wir strukturiert. Grobstoffliche Nahrung sind die Lebensmittel, die wir zu uns nehmen und feinstofflich nahrhaft sind, neben dem Seinsfeld, vor allem meine Haltung, meine Gedanken, wie ich mich beziehe auf die Welt, wie ich mir und anderen begegne, wie ich mich auf mein Tätigsein, meinen Beruf beziehe und wie ich im Austausch mit anderen Menschen bin. Ist da Wärme, Respekt, Achtung oder gar liebevolle Zuwendung? Gerade auch die privaten Beziehungsmuster spielen eine eklatante Rolle dafür, inwiefern wir uns und unser Licht genährt fühlen. Sind meine Interaktionen mit Menschen passend zu meinem inneren Licht? Die Begegnungen mit Menschen, wie ich sie gestalte und wie ich dann bin, prägen den auf mich zurückschwappenden Lichtgehalt, der an mein inneres Licht, meine Seele, meine Befindlichkeit anklatscht wie eine Welle, die vom Ozean an den Strand gespült wird.

Ich habe die Welle hinausgeschickt, etwas ging von mir aus, und auf einem entsprechenden Lichtniveau kommt etwas zu mir zurück. Es landet an – an meinem inneren Wesen. Dieses Hinausgeben genauso wie das Zurückschwappen ist ein Lichtprozess von ähnlicher Lichtenergie. *Beides* nährt mich. Wie ich Menschen begegne – dem Busfahrer morgens auf dem Weg zur Arbeit, der Empfangsdame im Büro meines Arbeitgebers, meinen Kollegen und Kunden, der Schwiegermutter, dem Expartner oder wem auch immer –, das, was ich ihnen zuteilwerden lasse, nährt mich. Es kommt darauf an, auf welchem Lichtniveau es liegt. Ich nähre *mich* durch das, was ich *anderen* antue oder was ich ihnen angedeihen lasse.

Das kann und wird sehr unterschiedlicher Natur sein, je nach Augenblick und Person. Mal wachen wir schon schlecht gelaunt auf und raunzen unseren Partner gleich morgens an. Dann gehen wir traurig oder frustriert und ungeklärt aus dem Haus. Doch um irgendwann wieder Klarheit herzustellen und einer guten, harmonischen Begegnung, wie wir sie uns wünschen, wieder Raum zu geben (weil dies unserem inneren Wesen, dem Licht in uns entspricht, das Frieden, Wohlwollen und Liebe ist), werden wir ein Gespräch führen – vielleicht erst nach ein paar Tagen »dicke Luft« – und auf unser Gegenüber, unseren Partner, unsere Freundin oder wen auch immer zugehen, um Lichtresonanz herzustellen. *Unser* Licht will in Frieden mit äußeren Erlebnissen und Situationen sein, weil es selbst als innerste Quelle Frieden ist.

In jeder Begegnung werden Licht und Information ausgetauscht. Diese Wellenbewegung, dieses Hin- und Herschwappen, findet (unsichtbar) immer statt.

Begegnungen nähren uns. Sie halten uns am Leben.

Regelmäßig besucht meine Freundin Monika ihre Tante im Altersheim. Sie haben eine innige Verbindung zueinander, die von Respekt, geistreichem, authentischem Austausch und Fröhlichkeit getragen ist. Monika schätzt ihre 92-jährige Tante, liebevoll Tantchen genannt, sehr, da sie die einzige noch lebende Anverwandte ihres jung verstorbenen Vaters ist. Außerdem ist sie eine ganz erstaunliche Frau, die ihr Leben konstruktiv gemeistert hat.

In den 1950er und 1960er Jahren hat sie ein Frauenhaus in Fulda aufgebaut – einer Zeit, in der dies alles andere als gewöhnlich war. Inzwischen hat das Tantchen körperlich sehr abgebaut, ist nur noch Haut und Knochen und schläft viel. Frage ich meine Freundin Monika: »Und wie war's bei Tantchen?«, so berichtet sie nach beinahe jedem ihrer Besuche immer in diesem Sinne: »Tantchen ist aufgeblüht. Sah sie, als ich eintraf, noch wie eine vertrocknete Wüstenblume aus, so schaute sie, nachdem wir ein paar Stunden beisammen waren, ganz anders aus. Die Falten glätteten sich. Da kam wieder Leben rein.« »Und was habt ihr gemacht?«, frage ich.

»Och, ich hab ihr die Füße und den Kopf massiert. Das kommt ganz darauf an, wie sie drauf ist, was sie an dem Tag mag. Meist liebt sie es, einen Schluck Rotwein zu trinken. Den flöße ich ihr mit der Schnabeltasse ein. Ich streichele sie, wir kuscheln. Und ich lese ihr Psalme vor, die ihr etwas bedeuten, oder erzähle ihr Geschichten. Sie liebt es, Geschichten zu hören, wobei ich nicht weiß, ob alles ankommt – na ja, doch, ein wenig merke ich das an ihrer Reaktion –, aber das Wichtigste dabei ist, glaube ich, dass sie eine Stimme hört ... dass da jemand ist. Ja, und meist lachen wir auch zusammen, sie hat einen natürlichen Witz. Oder sie weint. Wenn sie gut drauf ist, stecken wir ihr ›die Ohren‹ rein (Hörgeräte), setzen sie in den Rollstuhl und fahren raus. Es ist lustig, wie sie dann wie eine Grande Dame darin thront und ihre Kommentare abgibt.«

Begegnungen können uns aufblühen lassen. Begegnungen nähren uns. Fehlen sie, so geraten wir schleichend in eine emotional-psychisch-geistig-seelische Unterernährung. Menschen brauchen Menschen. Wir sind nicht als Einzelgänger angelegt und können als solche auf Dauer nicht rundherum gesund und auf voller Höhe vital bleiben.

Etwas anderes ist es, wenn wir das Bedürfnis verspüren, uns zurückzuziehen – ähnlich wie ein Guru, der für einige Jahre in der Einsamkeit meditiert –, um zu uns zu kommen. Aber auch hier führt der Weg echter Spiritualität wieder zurück »auf den Marktplatz«, wie Willigis Jäger sagt. Wir sind hier, um eine menschliche Erfahrung zu machen – mit Menschen.

Im Menschsein ist ein tieferer Sinn von Verbundenheit verborgen. Wir brauchen Verständigung, Austausch, Anregung und Spiegelung, um uns selbst zu spüren – und um die Kraft der Verbundenheit und des Gemeinsamen zu erleben. Wir brauchen Wärme, Nähe, Berührung, auf welcher Ebene auch immer.

Darum ging es auch Joe, einem kleinen Jungen, der an Krebs (Stufe IV) erkrankt war. Er lag im Krankenhaus, und seine Ärztin wusste, dass er bald sterben würde, denn inzwischen hatten seine Organe begonnen zu versagen. Deshalb staunte sie nicht schlecht, als Joe all seine Kräfte mobilisierte und begann, für seinen Vater, den er nie kennengelernt hatte, Bilder zu malen, Geschichten für ihn zu schreiben und ein Lied einzuüben, das er ihm vorsingen wollte. Der kleine Kerl war überraschend ganz agil. »Wir waren völlig baff, wie viel Leben plötzlich in dem Kind steckte«[30], berichtet die Ärztin.

Wie war das möglich? Joe war seinem Vater wie gesagt nie begegnet, doch Zeit seines Lebens hatte er ihn sich ausgemalt und nun wollte er ihn unbedingt sehen. Er glaubte fest daran, gesund zu werden, um noch ausreichend Gelegenheit zu haben, seinen Vater kennenzulernen und viel Zeit mit ihm zu verbringen.

Joe hatte seinem Vater einen Brief geschrieben, in dem er ihn bat, ihn zu besuchen. Tatsächlich antwortete der Vater und versprach zu kommen. Er schrieb, er habe ein Flugticket gekauft und würde am kommenden Samstag zum ersten Mal in seinem Leben bei ihm sein.

Aufgeregt wollte Joe ihn am liebsten am Flughafen abholen, doch das verboten die Ärzte. Sie konnten ihn jedoch nicht daran hindern, sich in seinem Rollstuhl samt Infusionsständer vor dem Klinikeingang zu postieren, um dort seinen Vater in Empfang zu nehmen, wenn dieser aus dem Taxi steigen würde. Er sollte um etwa 15.30 Uhr eintreffen. Doch die Zeit verstrich, und Joe wartete und wartete. Vergeblich. Nachdem er anfangs unbeirrt daran geglaubt hatte, dass es nicht anders sein konnte, als dass das Flugzeug Verspätung gehabt hatte (was nicht der Fall war), musste er nach beinahe einem ganzen Tag des Wartens vor dem Klinikeingang nachts um 23 Uhr einsehen, dass mit seinem Vater, der auch telefonisch nicht erreichbar gewesen war, wohl nicht mehr zu rechnen sei.

---

30 Lissa Rankin, *Mind over Medicine.* S. 189.

Erst jetzt begann Joe zu weinen und musste sich schluchzend eingestehen, dass sein Vater ihn im Stich gelassen hatte. Noch in derselben Nacht starb Joe.

Seine Hoffnung auf das Zusammensein mit seinem Vater hatte ihn alle Kräfte sammeln lassen und seinem Körper zu neuer Lebendigkeit verholfen. Doch da es am Ende vergeblich gewesen war, hatte ihn mit der Aufgabe seiner Hoffnung auch seine Lebenskraft verlassen.[31]

Im Krieg haben viele Soldaten auch dadurch überlebt, dass sie die Vorstellung aufrecht erhielten, einst wieder bei ihren Lieben zu sein. Begegnungen nähren uns. Sie halten uns am Leben – auch wenn sie nur ein Ziel sind, auf das wir hinleben. Wir alle kennen solche Erfahrungen: Der totkranke Mann hält noch so lange durch, bis sein Enkelkind geboren ist. Erst danach stirbt er.

Licht steckt an – das Licht in unserem Denken, Fühlen und Verhalten

Auf das Licht kommt es an! Nicht nur in Nahrungsmitteln und in Begegnungen, sondern, ich habe dies schon angedeutet, auch das Licht in unserem Fühlen, Denken, Tun und Verhalten.

Stellen Sie sich vor, in einem Abteilungsmeeting herrscht dicke Luft; die Kollegen streiten sich schon eine ganze Weile, ohne zu einem Ergebnis zu kommen. Eine frustrierte, gereizte, beinahe aggressive Stimmung herrscht im Raum. Die Anspannung ist deutlich spürbar, als unvermittelt die Tür aufgeht und ein weiterer Kollege verspätet hinzustößt. Er bringt mit seiner Art, die Dinge und das Vorhaben zu betrachten, Licht in die Sache. Er hinterfragt die Dinge, schaut mit einem größeren Blickwinkel darauf und bringt neue Impulse und Aspekte ein. Plötzlich beginnt sich die Atmosphäre zu lichten. Die Dinge scheinen sich mühelos zu einem Gesamtgefüge zu sortieren, welches in sich stimmig ist.

---

31 Vgl. Lissa Rankin, *Mind over Medicine,* S. 189 f.

Eine Lösung taucht auf. Die aufgewühlte Stimmung beruhigt sich wieder – wie Sand im aufgewühlten Wasser, der sich langsam wieder setzt. Die Lage klärt sich, die Atmosphäre im Raum ist nun plötzlich eine ganz andere. Warum? Weil einer mit seinem positiv und konstruktiv gestimmten Geist die Sache erhellt hat.

Licht steckt an. Von uns gehen Wellen aus, die andere nicht unberührt lassen. Ich frage mich oft im Zusammenhang mit der obigen Geschichte: Wäre ich jemand gewesen, der solch erhellende Gedanken eingebracht hätte und mit einen so positiven, verbindenden Geist an die Sache herangegangen wäre?

Wie kann ich mir selbst und damit automatisch auch anderen guttun? In der folgenden Abbildung sind unterschiedliche Geisteshaltungen dargestellt. Sie liegen auf verschiedenen Frequenzen und variieren in ihrer Lichtintensität. Angst hat die niedrigste Frequenz, auf der wir unterwegs sein können, und es ist die mit der geringsten Lichtintensität. So hat sie die am wenigsten gesunde und auch die geringste ökonomische Wirkung, das heißt, sie wird sich nicht sehr positiv auf unser gesamtes Menschsein auswirken.

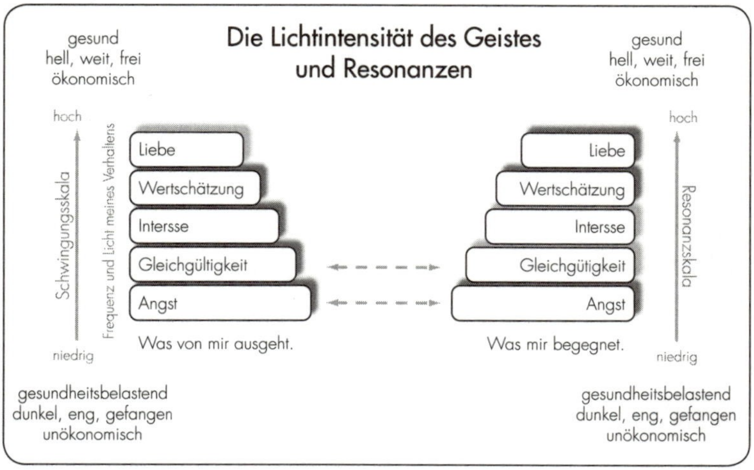

Abb. 5: Lichtgehalt und Resonanz meines Geistes

Sind wir mit Angst und Druck unterwegs, wird unser Leben trüb. Wir werden eng im Denken und Fühlen. Unser Gesichtsfeld schränkt sich ein; wir sehen nur noch einen schmalen Pfad, wir kaprizieren und fokussieren uns auf enge, wenige Programme; die Fülle der Möglichkeiten bleibt uns verschlossen, sie scheint uns nicht mehr zugänglich zu sein.

Auch ich kenne die Enge der Angst. Es war nach einigen Jahren erfolgreicher Selbstständigkeit, als es einen konjunkturellen Einbruch gab. Viele Unternehmen in Deutschland reagierten mit einem radikalen Sparkurs und drehten den Hahn für Weiterbildung zu, Beratungs- und Coachingbudgets wurden oft komplett gestrichen. Alle meine Akquisebemühungen blieben fruchtlos. Ich hatte Angst und war nahe dran, zu verzweifeln: Wovon sollte ich leben? Wovon die nächste Miete, Versicherungen und den Lebensunterhalt bezahlen? Genau diese Energie der Angst und des Drucks durchdrang meine Vertriebsaktivitäten, die ich wie ein enges Programm immer weiter abspulte. Doch welcher meiner Kunden sollte Lust verspüren, mir meine Angst zu bezahlen? Viele Firmen waren ja selbst mit Angst und Druck unterwegs – einem wenig ökonomischen Geist, also einem, der sich nicht auszahlt.

Als ich wieder einmal nach einem der unzähligen Kundenbesuche ohne Auftrag zurück ins Parkhaus ging, setzte ich mich völlig erschöpft und frustriert in mein Auto. Und da war sie wieder, meine innere Stimme. Ich hatte sie zwar schon seit Längerem immer wieder gehört, sie bisher jedoch zu ignorieren versucht. Doch diesmal war sie sehr viel eindringlicher, die Stimme, die mir sagte: »Jetzt schreib' endlich dieses Buch.« »Okay«, dachte ich damals, »ich ergebe mich. Ich mache es.« In den nächsten Tagen meldete ich mich arbeitslos, um während des Schreibens versorgt zu sein. Das war damals für mein Selbstwertgefühl nicht einfach, hatte ich doch stets aus eigener Kraft für mich gesorgt. Jemals arbeitslos zu werden, war für mich ein Horrorszenario gewesen, und die Angst davor hatte mich während meines gesamten Berufslebens im Hintergrund immer wieder begleitet. Nun war ich es, und nichts Schreckliches passierte. Im Gegenteil, ich konnte die Zeit sehr gut nutzen, während das Arbeitslosengeld mir auf niedrigem Niveau den Rücken freihielt.

Natürlich war diese Zeit nicht immer einfach. Doch mehr und mehr verließ ich den Pfad der Angst und schwenkte ein Richtung Vertrauen, dass mein eingeschlagener Weg richtig sei. Im Rückblick zeigt sich: Die Lebenswelle ging weiter. In einer neuen Qualität.

Bald nachdem mein erstes Buch *Management für die Zukunft. Spirit in Business. Anders denken und führen* erschienen war, wurde ich als Vortragsreferentin für Wirtschaftskongresse und von Firmen wieder verstärkt für Beratungen gebucht. Das zweite Buch: *Quantensprung im Business. Erfolgreich in die neue Zeit,* folgte, begleitet von vielen Coachings und Workshops für Führungskräfte und Teams. Hinzu kam, dass ich in diesen Jahren bei meiner Arbeit zusätzlich zu meinen angestammten Beratungen vermehrt meine Hellfühligkeit anwandte sowie Readings in der Akasha-Chronik[32], für meine Klienten anbot. Von dieser besonderen Kombination haben inzwischen schon viele Menschen und Unternehmen profitiert. So ist es eine schöne Unterstützung für Geschäftsführer und auch für Selbstständige, ihren Unternehmenskontext und die strategischen Entscheidungen, die sie darin zu treffen haben, aus ihrer Seele heraus zu betrachten und im Einklang mit ihrem Lebensplan voranzuschreiten. Es hat sich gezeigt, dass solche Entscheidungen auch im Hinblick auf die Entwicklung des Unternehmens nachhaltig am wirkungsvollsten sind.

---

32 Die Akasha-Chronik ist aus der vedischen und anderen Traditionen als das Buch des Lebens bekannt. Sie enthält alle Informationen zu Erfahrungen, die eine Seele jemals macht. Ein Reading (eine Lesung) in der persönlichen Akasha-Chronik, in welcher der Klient alle ihm wichtigen Fragen stellen kann, gibt Auskunft über richtungsweisende Aspekte für unsere persönliche und unternehmerische Entwicklung.

Oft handeln wir nur aus einer kopfgesteuerten Analyse heraus und greifen damit zu kurz. Eine neue Fülle wird spürbar, wenn beides atmen kann: die eigene Seele und das wirtschaftliche Geschick. In Achtung und Wertschätzung aller Beteiligten lösen sich die Dinge. Natürlich führe ich auch Readings im persönlichen Buch des Lebens für Menschen durch wenn dies gewünscht ist, in Ergänzung zur Lichtheilungsmeditaton. Hintergründe zu bisherigen Lebensproblematiken zu erfahren kann neue Perspektiven und ein wirkliches Verständnis von Mustern in unserer Lebenssituation bringen – und vor allen Dingen zu Loslösung und dem Etablieren der eigenen Stärke führen, so dass wir uns von innen heraus treu bleiben.

Immer wieder mache ich die Erfahrung: Vertrauen in das eigene Licht vermag Krisen zu wenden. Doch gerade in Krisenzeiten werden wir oft eng vor Angst und verlieren so den Zugang zu unserer eigenen Latüchte. Dabei ist das Vertrauen in unser eigenes Licht *der* Sorgen- und Krisenverdunster.

Es geht immer wieder darum zu schauen, wer wir in der Tiefe sind (unter dem Gekräusel, unter der Aufregung an der Oberfläche), und aus diesem Urgrund heraus zu agieren. Wir können unser eigener Lichtverstärker sein oder unser eigener Dimmer. Wir versorgen uns selbst mit Licht, dadurch wie wir denken, fühlen und handeln. (Wie wir das im Alltag bewusst nutzen können, werden wir in Kapitel IV erfahren.)

Für unsere Lebensfreude und Gesundheit, für unsere Lebenszufriedenheit und auch für unseren Erfolg ist tatsächlich entscheidend, wie hell unsere Gedanken, Gefühle, Absichten und Taten sind. Denn das Licht und die Information, die darin enthalten sind, prägen die materiellen Resultate, die tatsächlichen Ergebnisse.

> Licht hat eine ordnende Kraft. Jede Lichtfrequenz ordnet bestimmte Strukturen.

Materie können wir als Ordnungsstrukturen des Lichtes begreifen. Das haben wir bereits im ersten Kapitel gehört. Alle Materie – ob die in unserem Körper oder die außerhalb von uns (und selbst die auf unserem Bankkonto) – besteht aus Ordnungsstrukturen aus Lichtenergie und -information.

Vertrauen (welchem ich in meiner oben geschilderten Erfahrung allmählich immer mehr Raum gab), ebenso wie Wohlwollen, Zugewandtheit, Wertschätzung, Interesse, Mitgefühl, Würde, Achtung, Respekt, Frieden – all diese Qualitäten enthalten viel Licht und eine die Dinge im besten Sinne ordnende, effektive Kraft. Sie bringen das Geschehen wieder in eine gute Ordnung. Sie haben eine ähnlich lichtvolle Schwingung wie die höchste unter ihnen, die Liebe. Die Liebe hat den höchsten Lichtgehalt und also die stärkste ordnende Kraft. Und aus dieser Kraft der Liebe bestehen wir: Es ist die materielle Substanz unseres Körpers ebenso wie die Substanz unserer Seele.

Immer wieder erfahre ich in der Arbeit mit Menschen: Wir geraten aus der Bahn oder in Burn-outs, wenn das, was wir tun, nichts mit der Weisheit unserer Seele zu tun hat.

Im Einklang mit dem inneren Seinsfeld zu sein, aus ihm heraus zu denken, zu fühlen und zu handeln, lässt uns gesund sein. Es lässt uns und unsere Materie gesund sein – in jeder Hinsicht. Das Licht der Seele ist dabei unser eingebautes Navigationssystem. Gerade in Zeiten, in denen vieles nicht funktioniert, manches zusammenbricht und wir glauben, die Orientierung zu verlieren, kann das Sich-nach-innen-Wenden zu unserem eigenen Leitstrahl sehr hilfreich sein. Den inneren Impulsen zu lauschen, ist wichtig. Manchmal sehe ich dadurch den großen Wurf, die Vision meines Lebens, ganz klar. Und ein andermal sehe ich (und das ist genauso gut) nur den nächsten Abschnitt, die nächste Etappe, wo ich genau weiß, was zu tun ist, wie ich mich entscheide, mich verhalte und gut für mich sorge.

Vielleicht nehmen Sie hieraus das Folgende mit:

- Das innere Licht der Seele ist unser eingebautes Navigationssystem.
- Ich kann meinem inneren Licht vertrauen, meinen Lebenspfad auszuleuchten.
- Ich habe das Gespür für das, was für mich dran und richtig ist.
- Meiner inneren Sonne vertraue ich.

Es mag Sie verwundern, warum ich Ihnen meine Geschichte gerade in diesem Kapitel erzählt habe, welches doch dem Licht in der Biologie auf der Spur ist. Ja, genau deshalb.

> Es ist ein biologisches Faktum, dass wir unser Leben durch unser eigenes Licht nähren.

Wir erhalten unsere Lebendigkeit und kitzeln sie immer wieder aufs Neue heraus, sofern wir unserer inneren Sonne folgen. Es gilt, immer mehr zu sich zu kommen und sich treu zu bleiben – oder, anders ausgedrückt, die Geburt des Lichtes in uns zu vollenden.

Mit der folgenden Meditation möchten uns die Brüder und Schwestern aus der geistigen Welt daran erinnern und dazu auffordern, das Seelenselbst, das Fest des Lichtes in uns, zu feiern. Es ist immer in guter Ordnung. Es ist Liebe.

Meditation
Ich bin das Licht der Schöpfung.
Ich begebe mich hinab
in das Innerste in mir
die Mitte meines Seins
aus der alles entspringt
Hier leuchtet sie
meine innere Sonne
das Seelenselbst meiner göttlichen Existenz
Ich bin da
und in mir erstrahlt

das wundernehmende, täglich in jeder Sekunde
wundererzeugende Sonnengewebe
gebündelt in meiner Seele.
Es leuchtet mich aus.
Mein Körpergefährt ist die EINE Lichtsubstanz der Gottschöpfung.
Hier wohnt meine stärkste Kraft,
die Berge und Materie zu versetzen weiß.
Jeden Tag geschieht dies aufs Neue
in mir.
Es leuchtet mich aus
und hält mich in Stabilität,
die wunderschöne Materie meines Körpers
kann so existieren, weil sie durchlichtet ist
von der Urkraft der Schöpfung
Ich BIN DA
In meinem reinen Licht
Ich bin frei,
...
im ICH BIN.
MEIN IST DAS LICHT
in der Seele wie im Körper.

Begreifen wir uns selbst mit unserem materiellen Körper als ein in Form gefaltetes Licht- und Informationsgewebe, dann können wir sehen, wie machtvoll Licht und Information sind. Licht und Information sind das Plasma der göttlichen Schöpfung, die Ursubstanz in jedem Menschen. Wenn es uns gelingt, den Blick wieder dafür zu öffnen, fühlen wir uns verbunden mit der inneren natürlichen Ordnung.

Nun sind wir bestens eingestimmt, um munter voranzuschreiten und das eigene Licht für unsere Selbstheilung aktiv zu nutzen, wie wir es vor allem in Kapitel III und auch in IV und V tun werden.

Kapitel III – Dem eigenen Licht auf der Spur in der Heilung

Sind Sie innerlich gerüstet und bereit, Ihr Bestes für Ihre Selbstheilung zu geben? Dann muss ich Sie leider enttäuschen. Denn: Es gibt nichts zu tun. Wenn die beiden vorangegangenen Kapitel zu etwas gedient haben, dann dazu – zugegebenermaßen mit vielen Worten – zu zeigen, dass es NICHTS ZU TUN gibt.

Mithilfe der Astro-, Bio- und Quantenphysik haben wir verstanden:

- Das Schöpfungsgeschehen, das heißt die Entstehung des Kosmos, ist sehr früh mit Lichtprozessen verbunden.
- Auch in uns, in unserem Körpergeschehen, ist Licht. Es ist in unseren Zellen messbar und dient als Kommunikationsmedium zum Transport von Information zwischen den Zellen, Organen usw. und damit zur Regulation der Stoffwechselprozesse.
- Pflanzen und Lebensmittel sind (wie alle Materie) Lichtenergie und Information. Über Pflanzen und Lebensmittel nehmen wir Licht auf; wir Menschen sind quasi »Lichtsäuger«.

Egal, von welcher Perspektive aus wir es betrachten: Leben ist ohne Licht nicht möglich.

Die geistige Welt hat die naturwissenschaftlichen Einsichten bestätigt und erweitert, indem sie uns hat wissen lassen:

- auf welche unterschiedlichen Arten wir uns von Licht ernähren und

- dass unsere Seele die Lichtquelle ist, die unseren Körper mit allen guten, geordneten Informationen versorgt.
- Sie ist der ewige Lichtspeicher, der über alle Information verfügt, und sie ist es auch, die weiß, wie unsere Körperfunktionen reibungslos ablaufen.

Wenn das so ist, dieses Licht also in mir ist – von Anbeginn an und ohne mein Zutun –, was könnte ich dann dafür tun?

Das Licht ist in jeder Sekunde in mir, es hält meine wunderbaren Körperstrukturen in ihrem Sein und ihren fließend zusammenspielenden Prozessen.

> Der Ozean ist da, bevor ich schwimmen gehe.
> Wie kann ich da sagen: Ich muss erst Wasser einlassen?

Das Licht in mir leuchtet; es ist DA. Und doch tun wir so, als müssten wir noch den Schalter finden, um es anzuknipsen.

Es gibt nichts zu tun

Ich kann das Licht in mir beobachten. Mit meiner Aufmerksamkeit kann ich es begleiten, es spüren und mich ihm zuwenden – aber das ist wirklich schon alles, was ich »tun« kann. Und dies ist im Grunde keine Tätigkeit. Es ist das Sein, das ich bewusst mitbekommen kann, während es sich selbst genug ist. Ich kann als reiner, wacher Beobachter da sein, wach sein und bereit, die Herrlichkeit meiner Sonne, meinen Schatz, meine innere Quelle zu spüren. Ich kann den kranken Stellen, die in meinem Körper in der Vergangenheit vielleicht in Mitleidenschaft gezogen wurden, wieder Raum geben für das ursprüngliche Licht. In der Selbstheilung in diesem Kapitel geht es darum, mich zu öffnen für das mir innewohnende Licht, und meine Seele mit dem aller*heilig*sten Licht einzuladen, auch diese kranken Stellen wieder mit ihrem segnenden Licht zu durchfluten und sie damit in ihre gute, natürliche Ordnung (zurück-)zurütteln. Das ist alles.

Ich mache Raum in mir für die verklebten, irritierten, vorübergehend kranken Stellen, auf dass auch hier wieder die gute geordnete Lichtinformation einziehen möge. Diese Information, die weiß, wie es ist, wenn es gut ist, wird auf den Strahlen meiner Seele in die betreffenden Stellen transportiert. Das ist Informationsübertragung über Lichtwellen.

Und das ist eine reine Achtsamkeitsübung, ein begleitendes Beobachten, eine Schulung meines Bewusstseins oder besser gesagt die Wachheit meines Bewusstseins, das nun aufmerksam zuschaut, wie das (mein heiles) Licht auch diese Stellen füllt. Ordnung kehrt ein. Gesundung findet statt.

Das ist das Geheimnis der Selbstheilung, die wir erleben werden. Fakt ist, dass sie jeden Tag in uns stattfindet. Sie, die Quelle des Lichtes, hält die ganz normalen Körperprozesse in uns aufrecht. Permanent.

Doch warum erscheint uns dies manchmal wie eine ferne Wirklichkeit, kaum glaubhaft, dass es tatsächlich in uns selbst stattfinden soll? Und dass, obwohl uns die Wissenschaft und die geistige Welt das gleichermaßen bestätigen?

Wieso haben wir trotzdem Zweifel?

Ganz einfach: Wir sind von Kindesbeinen an anders trainiert worden und sind es nicht gewohnt, unsere eigene innere Quelle und Sonne ganz selbstverständlich zu spüren. So versäumen wir es oftmals auch als Erwachsene im Lärm und Getriebe des Alltags nach innen zu lauschen oder unseren Blick für die wahren Strukturen im Hintergrund zu schärfen.

Auch mir geht es so, auch ich habe schon oft vergessen, woraus mein Urgrund besteht. Die Wahrheit rückt einfach in den Hintergrund und wird überlagert vom Geschehen des Alltags, der Hektik und dem (Zeit-)Druck, den ich mir mache, und von der Betriebsamkeit, in der ich mich bewege.

Doch selbst inmitten all dessen lässt sich ganz leicht wieder nach innen finden, das ist meine eigene Erfahrung und die vieler anderer Menschen. Es genügt, sich kurz an die eigene Urstruktur zu erinnern, und schon spürt man das eigene Licht wieder. So kann man zum Beispiel einen »Licht-Quickie« machen, indem man das eigene Licht an eine Stelle im Körper sendet, die akute Beschwerden bereitet. Sie ist im Nu korrigiert und geheilt, wie die später folgenden Erfahrungsberichte zeigen werden.

Oft genug aber bin ich, genau wie Sie vermutlich, so abgelenkt durch meine Ängste und Nöte, die sich in den täglichen Verrichtungen breitmachen, dass ich das Erinnern vergesse. Das sind die Wolken, die das eigentliche, strahlende Licht verdunkeln. Nicht selten verlieren wir durch sie das Vertrauen in uns und das Gespür dafür, dass da eine tragende Struktur tief in uns wohnt. Dann suchen wir Halt in äußeren Gegebenheiten: Und in der Tat können uns diese viel Erfreuliches geben. Bricht jedoch eine solche äußere Stabilität weg – sei es der Mann oder die Frau an unserer Seite, der Job, die Finanzen, das Haus, die Kinder, der Freund oder ein geliebter Angehöriger –, dann verlieren die äußeren Gegebenheiten ihre Statik. Und dann werden wir sozusagen von außen dazu genötigt, auf unsere innere Statik zu schauen. Manchmal sanft und manchmal unsanft werden wir dazu angehalten, uns zu erinnern, wer wir wirklich sind.

So wie Katrin, eine Bekannte von mir, von der wir schon im zweiten Kapitel gehört haben, die über eine lange Zeit im Koma lag. Im Nachhinein berichtete sie mir über ihre erstaunlichen Erfahrungen während dieser Zeit, wie nämlich alle herkömmlichen Identifikationen durch das Koma quasi ausgelöscht wurden. Alles, was sie bisher gewesen war, die erfolgreiche Unternehmerin, die studierte Naturwissenschaftlerin mit einem hübschen Körper und die Partnerin eines Mannes, all das war nicht mehr existent.

Ähnliches kann jedem von uns passieren, dafür müssen wir nicht ins Koma fallen; jeden Tag kann in unserem Leben etwas Unvorgesehenes geschehen. Die Ehefrau verlässt mich, und schon bin ich kein Ehemann mehr. Ich verliere meinen Job, und plötzlich bin ich kein Projektleiter mehr. Meine Firma geht Konkurs und von einem Moment auf den anderen bin ich nicht mehr der Unternehmer, nicht mehr das Mitglied im Golf- oder Rotary-Club oder in anderen Netzwerken. Ich erblinde, und plötzlich bin ich kein Sehender mehr. Ich verliere meine Beine, und fortan bin ich kein Gehender mehr.

Doch die Geschichte von Katrin geht weiter. Sie erzählt: »Da lag ich nun – völlig leblos. Ich konnte mich nicht einmal mehr mit meinem Körper identifizieren, denn mein Körper war nur mehr eine leblose Masse – doch ich war immer noch da.«

Das ist doch bemerkenswert!

Was ist dieses Etwas, das in so einer Situation noch wahrnimmt, das sagt: ich bin da?

Es ist das leuchtende ICH BIN, das Seelenselbst.

Und dieses ICH BIN, dieses Etwas, das immerwährend da ist, egal, was passiert und wie hoch die Wogen auch schlagen, dieses innere Licht können wir jederzeit spüren und uns ihm zuwenden.

Doch weil wir anders trainiert und konditioniert sind, haben wir dies häufig verlernt. Das ist wie an trüben Tagen, wenn uns eine undurchlässige Wolkendecke den Eindruck vermittelt, es gäbe keine Sonne, alles sei nur grau in grau. Dabei wissen wir ja, dass sie oberhalb der Wolken strahlend scheint. Wir müssen nur in ein Flugzeug klettern, abheben und durch die Wolkendecke stoßen und ... ah ja, schon ist sie da und strahlt wie eh und je!

So ist es auch mit unserer inneren Sonne, sie wartet nur darauf, entdeckt und gesehen zu werden. Das braucht ein bisschen Übung im Sinne der Bewusstseinsschulung, und dann – schneller als Sie denken – haben Sie es intus und können jederzeit im Täglichen damit sein und darauf zurückgreifen.

Es geht darum, eine neue Gewohnheit des Sehens, der Innenschau zu etablieren. Wahrnehmen und Schauen aus dem Inneren heraus – es gibt viele Wege, dies zu »tun«, also bewusst zu beobachten. Anfangs brauchen wir dazu wie gesagt ein wenig meditative Übung[33], die im Kern die Selbstheilung zum Zweck hat und diese aktiviert. Dazu ist es nötig, für einen ruhigen, ungestörten Raum zu sorgen, sich nach innen zu wenden und still zu werden. Das Radio abzuschalten, den Fernseher auszumachen, das Handy oder Smartphone für einen Moment beiseitezulegen. Nun können wir bewusst dem beiwohnen, was in unserer Selbstheilung geschieht.

In diesem Kapitel werden drei pragmatische Wege zur körperlichen Selbstheilung vorgestellt werden. Einer davon – und das ist der wichtigste zum Einstieg – ist der Meditationstext, so wie ihn die geistige Welt übermittelt hat (S. 140). Er ist einfach anzuwenden, indem wir ihn innerlich rezitieren, laut lesen, oder ihn einfach auf der CD hören.

Er lässt sie spüren, *wie* stark, *wie* wohltuend Ihr inneres Licht ist. Und wie es krankhafte Stellen verwandelt. Sie können eintauchen und jederzeit ein Bad darin nehmen. Liegt derzeit eine körperliche Beschwerde bei Ihnen vor, so ist es ratsam, täglich diesen Meditationstext zu genießen. Es dauert etwa 15 Minuten. Nach einigen Tagen Übungspraxis werden Sie sehen, wie sich körperliche Strukturen verändern, möglicherweise können Sie die Veränderungen

---

33 Wir werden noch von spannenden Erlebnissen hören, die mit dem Meditationstext gemacht worden sind, z. B. wie es kribbelte und der ganze Körper hell wurde, wie sich ein Gefühl der Leichtigkeit, des Glücks und der intensiven Anbindung einstellte, ein Gefühl von Frieden, Freude und Liebe, von Berührtsein und Wärme ... All das sind mögliche Begleiterscheinungen der meditativen Übungspraxis.

sogar schon nach der ersten Praxis beobachten. Heilung im Sinne von Auflockerung und Zurechtrüttelung der inneren Strukturen beginnt in jedem Falle bereits mit dem ersten Mal.

Es ist gut, etwa 21–28 Tage bei dieser Übungspraxis zu bleiben, einfach weil sie so wohltuend ist. Und vor allem stärkt sich dadurch unsere Sicht für die Dinge, wie sie wirklich sind. Unsere tiefere Seinsstruktur wahrzunehmen, das Licht, von dem wir durchtränkt sind, wird damit mehr und mehr zur gespürten Selbstverständlichkeit. Neben der Heilung geht es ja auch darum, eine neue Gewohnheit des Sehens zu entwickeln.

Doch auch diese Übungspraxis ist nicht als Dogma zu sehen. Manch einem Leser mag es gelingen, gleich in den Licht-Quickie einzusteigen (eine zweite Möglichkeit und verkürzte Version), sofern ihm seine innere, tiefe Seinsstruktur und der Kontakt zu seiner Seele als immerwährendem Lichtinformationspool bereits geläufig sind.

Ich halte hier lediglich verschiedene Möglichkeiten offen, die sich bewährt haben in der Heilung aus dem eigenen inneren Licht. Alle werden Ihr Gefühl des Verbundenseins mit der Schöpfung und damit Ihr Urvertrauen stärken, ebenso wie Ihr Vertrauen, den eigenen Impulsen zu folgen. Probieren Sie aus, was Ihnen liegt. Sie werden in jedem Falle profitieren.

Doch eins nach dem anderen. Zunächst erfahren wir aus der geistigen Welt, was wir noch nicht über Heilung wussten, nämlich wie unsere Geschwister im Licht den Begriff Krankheit verstehen – vielleicht ganz anders, als Sie es bisher gedacht haben. Und auch die Erfahrungsberichte werden vielleicht das Selbst- oder Weltbild des einen oder anderen auf den Kopf stellen. Das ist normal. Und beabsichtigt.

Was wir noch nicht über Heilung wussten

Heilung ist ein lichtinitiierter und seelenkohärenter Prozess

So wie alles, was bisher geschaffen wurde, jeder Grashalm, jede Materie, alle Objekte und Produkte, ein lichtinitiierter Prozess waren und sind, so ist auch Krankheit ein lichtinitiierter Prozess, und auch Heilung wird ein lichtbewegter Prozess sein.

Alles entsteht aus dem Licht (als Träger von Information), nur auf unterschiedlichen Frequenzen, mit unterschiedlichen Reichweiten und Wellenlängen. Kohärenzen spielen hier eine besondere Rolle.

Zunächst erinnern wir uns: Kohärenz bedeutet nichts anderes als Gleichschwingung: Lichtwellen mit derselben Frequenz, die sich in der gleichen Phase befinden, wie Musik im gleichen Takt.

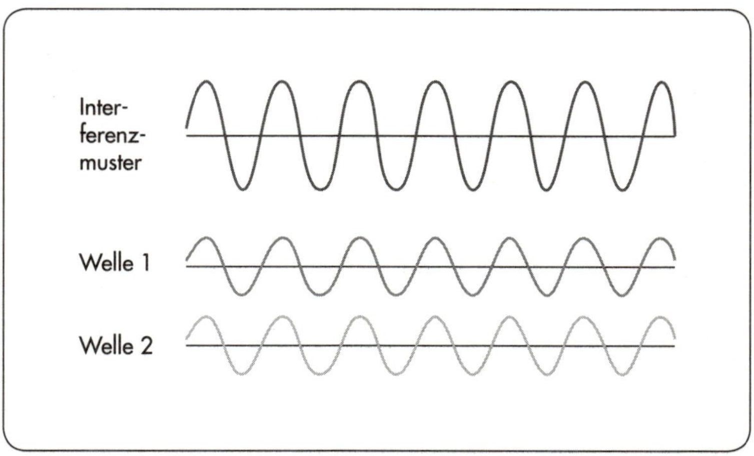

Abb. 6: Die Kraft der Kohärenz: Kohärente Wellen verstärken sich maximal

Kohärente Lichtschwingungen sind sehr unterstützend für den Genesungsprozess, weil *in* uns selbst ja auch von Natur aus diese Kohärenz besteht.

Die Zellen in unserem Körper senden kohärente Lichtwellen aus und arbeiten aufgrund kohärenter Lichtwellen zusammen, das haben wir aus der Biophysik erfahren. Unser Körper ist in seinem gesunden Zustand durchwebt von einem kohärenten Lichtgewebe. Unser ganz normales Körpergeschehen wird also aufrechterhalten von kohärenten Lichtwellen. Im Gegensatz zu dekohärenten, diffusen Wellen, bei denen viel Energie verloren geht, sind kohärente Wellen sehr kraftvoll.

Für unsere Heilung ist es wichtig zu wissen, dass unsere Seele ihre ureigene kohärente Lichtschwingung, ihren kohärenten, ewigen Lichtimpuls hat. In jedem Heilverfahren umgebe ich mich mit einer Lichtschwingung, die mit meiner Seele korrespondiert. Wir sollten uns immer öfter kohärentem Licht aussetzen, wenn wir genesen wollen.

Wie nun gelingt es uns, uns mit kohärentem Licht zu umgeben beziehungsweise es sich in uns ausdehnen zu lassen?

Zunächst müssen wir dafür das Heilverfahren auswählen, das uns entspricht. Das kann, muss aber nicht die in diesem Buch genannte Lichtheilung sein. Worin ich Vertrauen habe, das resoniert mit meiner Seelenschwingung. Alles, was mir guttut in einem Heilverfahren, womit ich in Resonanz gehe, wovon ich das Gefühl habe, dass es zu mir passt, das heilt mich, das bringt mir etwas. Und zwar deshalb, weil ich mich dadurch, durch die von außen zugeführte Heilmethode – sei es die Tablette, der Arzt, die manuelle Therapie, Physiotherapie, Massage, Bewegungstherapie etc. – an mich selbst erinnere.

Ich sorge gut für mich ist der zentrale Ausdruck im Nukleus, im Kern der Heilung. Das geschieht immer, egal, auf welches Verfahren, auf welche Therapie ich vertraue.

Heilung geschieht im Licht – so wie auch die Krankheit dort entstanden ist, nur auf einer anderen Frequenz, begleitet von anderen Informationen. Der Lichtsame der Heilung ist bereits in uns. Und daher können wir selbst für unsere Heilung sorgen, indem wir – Sie ahnen es – nichts tun: einfach indem wir das informierte Licht der Seele, die ursprüngliche, heile Ordnung, sich in uns ausbreiten lassen, den Raum einnehmen lassen, der ihr gebührt.

> Ich mache Platz für Heilung – innerlich.
> Darin besteht das eigentliche Heilgeschehen.
> Ich weiß, dass Heilung, der Lichtsame der Heilung bereits in mir ist, die urspüngliche, natürliche Ordnung (zu der ich zurückkehren kann), und
> ich lasse innerlich den Raum dafür zu.
>
> Ich mache Platz in mir, schaffe Freiraum, so dass Heilung ganz mühelos geschieht. Das ist ein Akt der Gnade, und diesem gnadenvollen Geschehen kann ich zuschauen.
>
> In meiner Seele ist die Lichtinformation meiner guten inneren Ordnung.
> Von hier, aus dieser Quelle, kann ich die natürliche Ordnung sich ausdehnen lassen
> in mir.
> Das Licht der Seele, das unseren Körper durchdringt, ist die stärkste Lebenskraft,
> die wir zu unserer Selbstheilung nutzen können.

Heilen heißt, in die eigene natürliche Ordnung zu kommen, die in mir angelegt ist. Sie mir bewusst zu machen, mich ihr zuzuwenden, das heißt mein Seelenlicht Raum einnehmen zu lassen in mir, es sich ausdehnen zu lassen und damit automatisch alte verkrustete Strukturen und Symptome wegsprengen, wegspülen zu lassen: Das ist der Prozess der Heilung.

Heilen heißt damit nichts anderes, als in die eigene göttliche natürliche Ordnung zurückzufinden. Die Ordnung, die ich bin, zu erinnern, mich zu erinnern, was ich *bin:* nämlich heile, gesunde lichtinformierte, ewig lebendige Struktur.

Heilung
HEILSEIN
natürliche, gesunde ORDNUNG ist IN MIR.
Dort kann ich sie finden.

Die Seele ist Liebe, das ist ihr Wesen. Sie besteht aus kohärenten Seinsstrahlen in höchsten Frequenzen. Und diese sendet sie auch aus. Das, was sie aussendet, trifft auf Strahlen, auf ein Lichtgewebe im Außen. Entscheide ich mich für eine Lebensführung (oder im Krankheitsfalle für eine Therapie), die meiner Seele wenig entspricht, wird mir dies kaum dienlich sein. Und umgekehrt ist es genauso: Entscheide ich mich für eine Lebensführung (oder im Krankheitsfalle für eine Therapie), die meiner Seele entspricht, wird mir dies guttun.

Kohärent ist das, was in Harmonie mit unserer Seele schwingt, mit uns auf einer Wellenlänge liegt, was das heißt, wovon die Eigenschwingung der Seele sich berühren lässt und was sie berührt. Dieses Seelenschwingen mit dem, was im Außen ist, dieses Hin- und Herschwingen von berühren und berührt sein, von bewegen und bewegt werden – das ist Kohärenz.

Heilung ist ein seelenkohärenter *Licht*prozess.

Selbstheilung ist ein seelenkohärenter Lichtprozess. Wenn ich (bewusst oder unbewusst) in allen meinen Lebensbereichen im Einklang bin mit der ureigenen Schwingung meiner Seele, geschieht Heilung.

Die Kraft des Wortes

Jeder von uns hat schon erfahren, wie heilsam Worte sein können, der Klang menschlicher Sprache.

Hierfür ein Beispiel: Ein Arzt, der seit über 25 Jahren auf der Intensivstation eines Großkrankenhauses arbeitet und täglich sein Bestes gibt, um das Leben von Menschen zu retten, griff einmal zu einem ungewöhnlichen Mittel: Er sang ein Schlaflied.

Spätnachts stand er verzweifelt am Bett seiner Patientin und wusste nicht mehr, was er tun sollte. Die junge Frau hatte furchtbare Schmerzen, die Werte auf dem Monitor spielten verrückt, die Medizin war wieder mal an ihre Grenzen gelangt. [...]

Da habe er sich einfach an den Bettrand gesetzt, der Frau die Hand auf die Stirn gelegt und angefangen, ihr etwas vorzusingen. Ein Gutenachtlied für kleine Kinder – mitten im flimmernden Gerätepark der Hightech-Medizin.

Der Arzt sang und sang. Da begannen sich die Werte auf dem Monitor zu normalisieren, es ging ihr besser, aus welchen Gründen auch immer. [...] [seinen] Kollegen standen die Tränen in den Augen. Das Schlaflied schaffte es auf den Pflegeplan, die Frau kam durch – und die Idee einer menschlicheren Medizin hatte wieder einen kleinen großen Sieg errungen.«[34]

Wir alle wissen, wie heilsam Worte sein können.

Den heilsamen Klang von Worten kennen wir auch von Mantren aus der hinduistischen und buddhistischen Tradition. Ein Mantra ist eine heilige Silbe, ein heiliges Wort oder auch ein heiliger Vers, welche laut oder innerlich rezitiert werden. Dadurch entfaltet sich eine spirituelle Kraft. Durch die Wiederholung öffnen wir das Tor zu dieser Kraft und lassen sie in unserem Leben und Klangkörper wirken.

Auch in der westlichen Welt kennen wir eine vergleichbare

---

34 Thomas Vasek: »*Sanfte Rebellen*« in: *brandeins*, 08/2011, S. 79.

Wortpraxis, um uns mit den höheren Schwingungen der göttlichen Energien zu verbinden und um Heilung, Schutz oder Hilfe zu bitten oder einfach nur, um uns den Urgrund des Seins spüren zu lassen.

Da ist zum Beispiel das Ruhegebet, eine frühchristliche Meditationsform, das Jesus- oder Herzensgebet in den orthodoxen Kirchen und weitere Formen, wie das Marien- oder Rosenkranzgebet in den katholischen Kirchen. Letztendlich ist jede Art von Gebet, jeder spirituelle Text eine Möglichkeit, um sich mit den Urenergien des reinen Seins zu verbinden. Solche Worte sind lediglich eine Form, um sich für den Urgrund des Seins zu öffnen und dessen positive Kraft in sich zu spüren.

Doch auch im ganz normalen Alltag erfährt jeder von uns, welchen Effekt Worte haben können. Wir können öffnende, heilende Worte sprechen, oder zusammenziehende, verengende. Beides tun wir ganz selbstverständlich. Es gibt wohlmeinende, zärtliche Worte, die das Schöne, Weise und Wissende, das Blühende, Kraftvolle und Mächtige unserer Seele achten. Sie bewirken eine gute, schöpferische Neuordnung in uns. Durch sie stellen wir ein körpereigenes Milieu her, das einladend ist, um gesunden Strukturen Raum zu geben.

Und genau das werden wir in diesem Kapitel tun.

Die Sprache, die Sie in den folgenden Meditationen finden, ist heilend. Es ist eine lichtinformierte Sprache, die aus dem Seelenreich der geistigen Welt stammt und die heilende, gesundende Strukturen etabliert.

Wichtig ist hier zu bemerken, dass wir das gleiche Wissen und Bewusstsein haben wie unsere Brüder und Schwestern im Licht. Wir können nur nicht immer alles mitnehmen aus dem geistigen Seinsfeld, sobald wir in einen Körper inkarnieren. Insofern wirkt diese Lichtsprache auch als eine Erinnerung an uns selbst.

Worte haben eine Schöpfungsfrequenz

Worte bestehen aus Lichtenergie und Information. Das gilt für jedes gesprochene Wort, ebenso wie für die inneren Worte: unsere Gedanken. Gedanken sind auch Worte, also informierte Lichtwellen. Und diese impulsieren materielle Formationen, das heißt sie regen die Strukturbildung und Formierung von materiellen Gebilden an. »Am Anfang war das Wort ...«. Die Macht des Wortes ist nicht zu unterschätzen.

Bevor ich die in diesem Buch veröffentlichten Lichtmeditationen zur Selbstheilung empfing, arbeitete ich bereits seit vielen Jahren mit sogenannten Lichtcodes. Lichtcodes sind hohe Schöpfungsfrequenzen; es sind die ursprünglichen Namen Gottes, die einer sehr frühen, nämlich der aramäischen Sprache entstammen. Sie öffnen sich über das Rezitieren, wodurch die Lichtfrequenz wirksam und spürbar wird und die ursprüngliche gute Ordnung wieder Einzug halten kann in verwickelte Strukturen – in unserem Körper, unseren Geschäften, Unternehmen, Beziehungen etc.

Jene heilenden, machtvollen Worte wandte ich immer wieder in unternehmerischen Kontexten an. So auch bei der gestandenen Unternehmerin, die eines Tages in einem Supermarkt einen Black-out hatte, umkippte und für kurze Zeit das Bewusstsein verlor. Sie erholte sich nur langsam und noch Monate nach diesem Vorfall fühlte sie sich so zart und verletzlich wie ein Vögelchen. Sie konnte nicht mehr arbeiten und verließ die schützenden Wände ihres Hauses nur sehr selten.

Nach der Anwendung einiger Lichtcodes war die Geschäftsführerin wieder sehr viel präsenter und fühlte sich ganz in der Welt. Sie konnte wieder häufiger aus dem Haus gehen, traute sich viel mehr zu und fühlte sich leistungsfähiger. Seither baut sie ein neues Business auf, in dem sie ihre Talente auf eine neue Weise einsetzen kann. Den Drang dazu hatte sie schon lange verspürt.

In einem anderen Fall konnte der an Diabetes leidende Inhaber eines Industriebetriebes nach einer Behandlung mit den lichtvollen Schöpfungsfrequenzen die Insulinmenge, welche er täglich spritzen musste, um 30 Prozent verringern.

Die Lichtcodes sind sozusagen Urworte, welche die Macht und Kraft haben, einen Organismus wieder in seine natürliche Ordnung zu sortieren. Selbst Gene reagieren auf Lichtwelleninformation (Sprache, Klang), wie die jüngsten Forschungsergebnisse zeigen. Gene können verändert werden durch energetische Ansprache, sei es durch Worte, Lichttherapie oder Musikklänge. Wellen schwingen und klingen in uns an. Sie resonieren mit unserer ureigenen Schwingung und bewirken etwas in unserem Organismus.

Der Molekularbiologe Peter Gariaev kennt sich damit gut aus. In einer Wissenschaftssendung im Fernsehen hieß es über ihn: »Gariaev vertritt eine ziemlich junge Wissenschaft: die Wellengenetik. Diese geht davon aus, dass alle Entwicklungsprozesse in einem Lebewesen dadurch gesteuert werden, dass seine Gene miteinander und auch mit der Außenwelt ständig über elektromagnetische Wellen kommunizieren. Dabei benutzen Gene ein Signalsystem, das laut Gariaev nach den selben Prinzipien funktioniert, wie die menschliche Sprache.«[35]

So sind Gene, wie Peter Gariaev herausgefunden hat, unter bestimmten Bedingungen tatsächlich in der Lage, menschliche Worte zu verstehen und auf sie zu reagieren. Es gibt also »nun Belege für die Wirksamkeit eines völlig neuen Typus von Medizin [gibt], durch den die DNS beeinflusst und durch Worte und Frequenzen umprogrammiert werden kann, ohne dass man bestimmte Gene isolieren oder ersetzen muss.«[36]

---

35 Siehe dazu: *Die Kraft des Wortes*, Sendung »Quarks & Co«, http://www.wdr.de/tv/sendungsbeitraege/2003/1021

36 http://quant-vital.de/blog/wellengenetik-gentechnik-veraltet-wellengenetik-beweist-erbgut-veraendert-durch-sprache-und-frequenzen.html

Warum ist das so? Unser Körper mit all seinen Bausteinen und Elementen ist ein wellenartiges Gefüge. Sprache ist ebenfalls ein wellenartiges Gefüge, eine Klangformation, die bestimmte Formationen mustert und Strukturen intendiert. Treffen Wellen auf Wellen (Sprache auf Körper), so interagieren sie. Trifft also Sprache auf unseren wellenartigen Körper, so löst sie etwas in ihm aus. Allein, wenn Sie in diesem Moment an Ihren letzten Urlaub denken, so entspannen sich im Nu die gleichen Muskeln, die auch entspannt waren, als Sie auf dem Liegestuhl am Strand lagen. Hatten Sie dagegen Stress mit Ihrem Partner während des Urlaubs, spannen sich die gleichen Muskeln an wie damals; vermutlich ziehen sich die Stirn-, die Gesichts-, die Arm- und/oder auch die Bauchmuskeln zusammen.

> Das ist der Gerinnungsprozess von Geist zu Materie.
> Worte sind Schöpfungsfrequenzen.

Jeder von uns weiß, wie heilsam ein Wort zur richtigen Stelle sein kann. Wie machtvoll Wellen sind, die durch Worte ausgelöst werden, kennen wir aus unserem Alltag. Haben wir etwas Liebevolles, Wertschätzendes gehört, prägen sich diese Aussagen wirksam in unser Gedächtnis und energetisches System ein. Sie können eine Wende in eine Krise oder lange Durststrecke unseres Lebens bringen, und vielleicht bestimmen sie sogar unseren gesamten weiteren Lebensweg. Vielleicht kennen Sie das aus Ihrer eigenen Biografie – der ermutigende Satz eines Lehrers oder ein wohlmeinendes, wertschätzendes Wort einer anderen (Bezugs-)Person kann uns ein Leben lang begleiten.

Doch geläufiger ist es, dass uns ein Wort in die Magengrube trifft; der unbedacht geäußerte Satz eines Kollegen, der uns tief trifft, oder ein verletzendes Wort eines nahestehenden Menschen. Eigentlich sind es »nur« Worte, unsichtbar, nicht mit Händen zu fassen, zu greifen. Vielleicht ist es schon zwei Jahre her, dass sie gesagt wurden, und doch können wir den genauen Wortlaut noch zitieren, und selbst wenn wir nur still daran denken, ziehen sich die Muskeln unseres Magens zusammen wie einst, als wir sie zum ersten Mal hörten.

> Licht und Information verpuffen nicht wirkungslos. Sie prägen Materie.

Vermutlich kennen Sie die Wasserbilder des japanischen Arztes und Forschers Masaru Emoto? Seine Arbeit machte den Gerinnungsprozess von Geist (Worten) zu Materie sehr deutlich. Emoto nahm ein paar Krüge mit Wasser und beschriftete diese mit unterschiedlichen Worten und Sätzen. Dann fror er das Wasser ein und isolierte einzelne Wasserkristalle. Er konnte zeigen, dass diese Kristalle unterschiedlich geformt waren, je nachdem, mit welchen Worten sie vorher beschriftet worden waren. Waren es negative Gedanken des Hasses, der Ablehnung oder der Erniedrigung gewesen waren, waren die Kristalle verzerrt und verbogen; wenn es Worte des Dankes, der Anerkennung, des Friedens und der Liebe gewesen waren, waren die Kristalle dagegen symmetrisch, ausgewogen, harmonisch und von berührender Schönheit.

Unsere Gedanken und Worte wirken formgebend. Die in ihnen enthaltene Lichtinformation strukturiert Materie in ihre Form. Je höher schwingend Worte sind (und je näher am Ursprungsimpuls der Schöpfung, dessen Qualität bedingungslose Liebe ist), umso stärker ist ihre heilende und formgebende Kraft.

Die Heiltexte, die Sie in diesem Kapitel lesen oder auf CD hören werden, haben eine hoch schwingende Heilkraft, die Ihnen den Zugang zu Ihrem Ursprung, zu Ihrem innewohnenden Licht erleichtert. Sie wurde empfangen aus dem Ursprungsgeist, der in der Schöpfung präsent war und ist. In ihm ist ganz klar, wie wir gemeint sind. Es ist eine Sprache des ersten Lichtes. Und unser eigenes, erstes Licht – unsere innere Sonne – kann sich mit ihm verbunden und von ihm erkannt fühlen und sich in seinem Spiegel wiedererkennen.

Der Klang beim Lesen beziehungsweise Hören der Texte aktiviert und regt Ihr Ursprungslicht an, sich auszubreiten und kranke Stellen zu durchfluten. Gleichzeitig wird – da Licht, wie wir wissen, Träger von Information ist –, die Information über gesunde, heile Strukturen auf Ihrem Seelenlicht in die betroffenen Stellen transportiert. So können sich diese Bereiche an ihre ursprüngliche, gute Ordnung erinnern.

Genießen Sie diese Lichtsprache. Und versuchen Sie nicht, jedes Fitzelchen des Textes mit dem Verstand zu erfassen. Es wird vielleicht Stellen und Passagen geben, die ungewöhnlich in Ihren Ohren klingen. Und genau das ist gut so.

Es geht um die Energie dahinter. Lassen Sie einfach die Sprache und die Energie *hinter* der Sprache auf sich wirken. Das Herz und die Seele und vor allem auch die Körperstrukturen wissen damit etwas anzufangen.

Licht hat eine ordnende Kraft

Heilung geschieht im Licht, denn Licht hat eine ordnende Kraft. Das ist der Nukleus jeglicher Entstehungs- und Schaffensprozesse. Licht bringt mit seinen hohen Frequenzen die Dinge in ihre natürliche, gesunde und ökonomische Ordnung.

Wenn wir erkranken und es dann als Beschwerden verspüren, ist etwas aus dem Gleichgewicht gekommen. Etwas hat sich verändert, etwas ist durch unsere Erlebnisse, Verhaltensweisen, auch durch unser gedankliches Verhalten aus der natürlichen, guten Ordnung gerutscht. Das soll keine Selbstvorwürfe oder gar Schuldgefühle wecken. Das ist das Leben, das sich mit seinen Licht- und Informationsstrukturen stets in einem fließenden Formierungsprozess befindet.

Der stetige Lebensfluss ereignet sich immer, auch wenn er

sich bisweilen in einer für unser Wohlbefinden ungünstigen Form manifestiert hat – sei es durch Erfahrungen, die schwierig und belastend waren, Erlebnisse, Traumata oder Gedanken und Gefühle, die unserem Wohlbefinden abträglich gewesen sind. Doch es ist ein Leichtes, uns daran zu erinnern, wer wir wirklich sind.

Die licht- und informationsprozessuale Lebensgestaltung läuft ja permanent ab. Und auf ihre Richtung haben wir Einfluss. Welche Gedanken und Gefühle wähle ich? Was tut mir gut? Was ist förderlich für meine Gesundung?

Unsere Energie sollte auf dem gesunden Idealbild – auf dem Bild, wie wir ganz natürlich in Ordnung sind – liegen. Darauf sollten wir unseren Fokus richten und Bilder im Inneren entstehen lassen, wie wir vollkommen gesund und wohlbehalten sind, wohlgefühlt in bester Ordnung. Daran sollten wir uns erinnern.

Dazu gehört gedankliche Disziplin, aber das klingt so streng. Also, besser gesagt: dazu gehört auszuwählen, was tatsächlich und wirklich in uns angelegt ist, nämlich vollkommene Gesundheit.

Die geistige Welt gibt uns als Inspiration folgende EINstimmung und heilsame Gedanken mit auf den Weg.

Das Phänomen Leben ist ein Fluidum, ein fließender Prozess,
der sich selbst immer wieder neue Form gibt. Ich sorge für mich,
indem ich solche Gedanken und Gefühle wähle, die mir gerecht
werden und in Übereinstimmung sind mit meiner natürlichen
Gesundheit, meiner schöpferischen inneren Ordnung.
Heilsame Gedanken können sein:

Ich bin, die ich bin.
Ich bin, der ich bin.

Ich bin in meiner
göttlichen
schöpferischen Ordnung.

Alle Information ist heil in mir.
Das beste Licht
versorgt mich.

Mein inneres göttliches
Licht
leuchtet alle
Körperprozesse aus,

durchflutet sie mit
ordnender
wohltuender
heilsamer Energie.

Ich mache Raum in mir,
so dass sich alle Strukturen
in ihren guten, ursprünglichen Zustand
sortieren können.

Das innere ewige
göttliche Licht
durchströmt mich
und bringt alle Aspekte und Elemente
an ihren richtigen Platz,
verbindet die Energien
und Ströme
und Lebenssäfte
in mir
zur vollkommenen
Harmonie.

Ich bin ein kraftvolles
harmonisches

Gesamtkonzert
der inneren und äußeren Schöpfung.

Ich bin Licht
des Einen Lichtes.

Lassen Sie diese Worte in sich einsickern

Gesundwerden heißt nichts anderes als nach Hause zu kommen

Mir kommt ein Satz aus dem Johannesevangelium in den Sinn: »Und das Wort ist Fleisch geworden«. Alles, was ist, ist so gesehen wortgeprägt: informationsgeprägte Gestaltbildung. Mich als diese göttliche, schöpferische In-form-ation zu verstehen ist der Heilklang der Genesung. Es geht hier um meine ganz individuelle Schöpfungsfrequenz. Der Ton, der in mir schwingt. Der Ton, der in mir angelegt ist, das ist meine Seins- und Heilmelodie.

Ich BIN schon der HeilKlang meiner SELBST.

Das ist gewaltig und göttlich. Es ist nicht der göttliche Funke, der übergesprungen ist im Sinne von »da ist ein Überbleibsel der göttlichen Schöpfungskraft in mir«. Der Funke ist kein Neben-, kein Abfallprodukt, nicht etwas Abgespaltenes, nicht etwas anderes als das, was ich durch und durch bin.

ICH BIN ES. Ich bin GÖTTLICH. Ich bin GOTTES SEIENDE EXISTENZ.

Merken Sie, wie weit es wird? Wie es leer wird in Ihnen?

Das ist es, was geschieht, wenn die ursprüngliche Struktur in uns Raum nimmt.

ICH BIN GOTTES SEIENDE EXISTENZ.
Ich bin göttlicher FREI-RAUM.
Ich bin licht und hell.
Alle Strukturen in mir sind in harmonischer Ordnung
kraftvoll und da,
ineinander greifend und spielend,
harmonisch aufs Beste
aufeinander ausgewogen
und in sich verbunden
– EIN stimmiges Gefüge.

Ich bin Reiter auf der göttlichen Schöpfungswelle.
Ja, ich bin die WELLE selbst.
Ich bin das wellenartige Schöpfungsgeschehen.

ICH BIN ES.
und,
ES BIN ICH.

Das ist der Klangteppich, in den ich eingewoben BIN.
Ihn zu inhalieren, mir bewusst zu sein mit jedem Atemzug,
mitzuschwingen im göttlichen Schöpfungsgefüge,
in meiner individuellen Frequenz – das ist zu Hause SEIN.

Die Essenz der Heilung

Gesundwerden bedeutet nichts anderes als nach Hause zu kommen.

> Es gilt, der ursprünglichen Licht- und Informationsstruktur, die in uns ist,
> die immer in uns ist,
> Raum zu geben.
> Das ist die Essenz der Heilung.

Wie ist Heilung aus einer umfassenderen Perspektive zu verstehen?

Heilung ist umfassender zu verstehen als das, woran wir für gewöhnlich dabei denken, nämlich: frei sein von körperlichen Beschwerden.

Lissa Rankin, die Ärztin, von der wir bereits gehört haben, beschreibt in ihrem Buch *Mind over Medicine,* wie sie feststellte, dass Patienten selbst ihr bester Arzt sind. Sie wissen genau, was ihnen fehlt. So lässt sie folglich auch die Patienten selbst ihre Therapiepläne und Rezepte aufstellen, natürlich mit ihrer Unterstützung, doch im Grunde ist das innere Wissen des Menschen, der ihr gegenübersitzt, entscheidend dafür, was er sich verordnet. Auf die Frage: »Was braucht Ihr Körper, um zu gesunden?«, antworteten Patienten Dinge wie: »Ich muss meine Stelle kündigen«, »Ich muss meinen Eltern endlich reinen Wein einschenken«, »Ich muss meinen Roman zu Ende schreiben« oder »Ich muss ein Kindermädchen engagieren«, »Ich muss Freunde finden, damit ich nicht mehr so einsam bin« oder »Ich muss meinem Mann sagen, dass ich eine Affäre habe«, »Ich muss mir selbst verzeihen.«[37]

Leben wir unter schwierigen Umständen, so belastet das die Seele und schließlich in irgendeiner Form auch den Körper. Wir können daher auch aktiv im Äußeren etwas tun, um uns wieder in heilsamen Strukturen zu bewegen. Genau um diesen Akt der Selbstachtung geht es. Er ist es, der geschürt und gefestigt wird durch die Lichtmeditation und auch durch weitere Reflexionen, wie die folgende.

37 Lissa Rankin, *Mind over Medicine,* S. 120.

Übung

Atmen Sie ein paar Mal in Ihr energetisches Herz, in der Mitte Ihres Brustkorbes und lassen Sie Ihr Herz die Fragen beantworten.

Lauschen Sie, was spontan auftaucht.

1. Was ist es, was ich in der letzten Zeit vermisst habe? (Bevor die Symptome anfingen bzw. auch jetzt, nachdem sie sich zeigten?)

   Was ist jetzt mein Bedürfnis?

   ____

2. Was ist es, was mir jetzt wohltut?

   ____

Bitte *denken* Sie nicht die Antwort. Und strengen Sie sich auch nicht an, eine »richtige« Antwort zu finden. Halten Sie einfach die Fragen in Ihr Herz hinein und lauschen Sie. Die Impulse, die von hier auftauchen, sind kraftvoll und richtig, sie sind seelengenährt.

Vertrauen Sie Ihrem Weg.

//: Ich vertraue meiner inneren Stimme. ://

Das ist wichtig beim Nachhausekommen.

Jeder kann krank werden, und jeder kann gesund werden. Jeder von uns kann in belastende Situationen kommen. Das ist das lebensprozessuale Fließen. Oft liegen einer Erkrankung seelische Belastungen zugrunde. Und dafür sollten wir Mitgefühl entwickeln – für uns selbst und auch für andere. Gleichzeitig können wir mit unseren Gedanken ein gesundes Bild von uns und von anderen groß werden lassen.

Es hilft nicht, wenn wir Trost spenden und mit dem Patienten an die Krankheit glauben.

Das ist nicht förderlich, sondern chronifiziert das Geschehen. Vielmehr gilt es als Betroffener zu schauen:

Was hat mich in eine solche strukturbildende Kraft gebracht?

Welche Informations- und Gedanken- und Gefühlsprozesse?

Welche Ereignisse?

Was ist in meinem Leben zu kurz gekommen?

Welchen Bedürfnissen, die in mir schlummern und mir wohltun, möchte ich nachgehen? Wie kann ich sie integrieren?

Welchen Qualitäten möchte ich in meinem Leben Raum geben?

Heilung beginnt mit einer liebevollen Zuwendung zu sich selbst. Wie sehr haben wir uns selbst vermisst! Die Hinwendung, Nach-innen-Wendung zu unserem lichtvollen, liebevollen Kern, zu unserer Urstruktur, die wir sind, bringt inneren Frieden mit sich. Endlich kehrt Ruhe in mir ein. Sanfte, milde Ruhe, die mich mein wahres Wesen erfassen lässt.

Die geistige Welt sagt uns dazu:

Das Licht der Seele ist die stärkste Instanz, die Ihr in Eurem Körper habt. Wenn der Körper, also die materiellen Strukturen, im Einklang mit Eurem Seelenlicht sind; das heißt einst kranke (inkohärente) Stellen sich an ihre heilen Strukturen erinnern, ist eine gute Basis geschaffen für die Gesundheit und Gesundung. Doch es gibt noch weitere (materielle) Strukturen außerhalb Eures Körpers, mit denen Ihr/Eure Seele in Verbindung sein könnt, zum Beispiel Eure Beziehungen zur Familie, zum Partner, zur Partnerin, Eure Beziehung zur Jobwelt, zu Mitmenschen, zu Finanzen und die Beziehung zu Euch selbst.
Die Beziehung zu Euch selbst kann von Liebe oder Ablehnung geprägt sein. Im ersten Fall ist sie im Einklang, das heißt im guten

Sinne mit Eurem Seelenlicht. Im Geist der Ablehnung ist sie es nicht. So wie das Seelenlicht als höchste Instanz – weil ewig dauernde und höchst schwingende göttliche Energie – in der Lage ist, Eure materiellen Seinsstrukturen im Körper aufrechtzuerhalten, so ist es auch in der Lage, für ein gutes, einvernehmliches und ertragreiches und harmonisches Auskommen mit Euch selbst und Eurer Umwelt, Mitwelt zu sorgen.
Gebt Ihr dem Seelenlicht als Navigator die Möglichkeit, Euren Lebensweg auszuleuchten

- ob beruflicher Art
- oder in der Art, wie Ihr Beziehungen pflegt zu anderen
- oder zu Euch selbst und vor allem zu Euch selbst,

so werden diese Verhältnisse und Verhaltensweisen und auch Eure Lebensqualität insgesamt von feinerer Kraft und der Klarheit der Liebe durchtränkt sein.

»Die größte Entscheidung deines Lebens liegt darin, dass du dein Leben ändern kannst, indem du deine Geisteshaltung änderst«, sagte schon Albert Schweitzer.

Auf die Beziehung zu mir selbst und zu anderen Menschen, zu meinem Job und zu meinen Finanzen werden wir noch in den Kapiteln IV und V eingehen. An dieser Stelle weist die geistige Welt darauf hin: *Macht Euch erst einmal in Bezug auf Euren Körper klar,* wie *stark Euer Seelenlicht ist.*

Die folgende Erfahrung ist ein Beispiel dafür.

Macht euch bewusst, *wie* stark euer Seelenlicht ist

Petra war schwer gestürzt. Dabei hatte sie sich einige komplizierte Beinbrüche zugezogen, die innerhalb weniger Tage zwei Mal operiert werden mussten. Nach zwölf Tagen Klinikaufenthalt saß sie nun in einem Rollstuhl zu Hause. Für die selbstständige Unternehmerin war das keine leichte Situation, konnte sie doch ihren

Beruf nicht ausüben und war bei jeder Kleinigkeit des Alltags auf fremde Hilfe angewiesen.

Doch auch während dieses Ungemachs war sie zufrieden und überaus dankbar für die Leistung der engagierten Operateure, darunter einem Professor, der ihr im Nachhinein erzählte, dass sie alles daran gesetzt hatten, damit Petra auch weiterhin selbstständig würde laufen können.

Zu Hause machte sie täglich die Lichtmeditation und unterstützte so ihre Selbstheilung.

»Durch die Lichtmeditation habe ich mich begleitet gefühlt – im Inneren wie im Äußeren, schreibt sie. »Im Äußeren von Ärzten, Pflegern, von meiner Familie, insbesondere von meinem Mann und auch von Freunden. Und ich habe drei tolle Physiotherapeuten bekommen – so wie es gut für mich war.«

Eigentlich hatten die Ärzte ihr gesagt, dass es mindestens sechs Wochen dauern würde, bis sie ihr Bein wieder belasten dürfe, doch nachdem sie feststellten, dass der Heilungsprozess erstaunlich gut verlief, ermutigten sie Petra, sie möge einfach weiterhin ihrer Intuition hinsichtlich der Stimulierung ihrer Selbstheilung folgen.

Bald schon hatte diese das Gefühl, das Bein etwas belasten zu können und zog eine Kontrolluntersuchung um eine Woche vor. Innerlich aufgeregt und auch besorgt, was das Röntgenbild wohl ergeben würde, machte sie während des Aufnahmevorgangs die Lichtmeditation – allerdings mehr, um sich selbst zu beruhigen. Erstaunt berichtet sie:

»Ich bin drei Mal geröntgt worden. Schließlich kam die Röntgenassistentin aufgeregt in den Aufnahmeraum zurück: »Das gibt's doch gar nicht! Das habe ich ja noch nie erlebt!« Unruhig und alarmiert fragte ich sie: »Ist etwas mit meinem Bein nicht in Ordnung?« »Nein, nein, das nicht, ich bring das nur einfach nicht auf die Platte.«

Das Licht ihrer Seele, das ihre materiellen Strukturen durchlichtete, war offensichtlich so hell und stark, dass weder ihre Knochen und Sehnen von den Röntgenstrahlen erfasst werden konnten, noch die 18 cm lange Platte, die vorn am Schienbein angebracht war, ebenso wenig wie die 15 cm lange Platte, die mit dem Wadenbein vernagelt worden war.

Petra hatte der Röntgenassistentin nichts von ihrer stillen Konzentration gesagt. Als diese einen erneuten Versuch startete und Petra aufhörte, sich auf ihr inneres Licht zu konzentrieren, klappte es mit den Aufnahmen.

Es erstaunt nicht, dass die Ergebnisse äußerst zufriedenstellend waren und Petra ihr Bein zwei Wochen früher als prognostiziert wieder belasten und damit ihr Angewiesensein auf fremde Hilfe deutlich verkürzen konnte.

Und es gab noch einen weiteren positiven Effekt. Zehn Jahre vor ihrem Sturz war Petra an einer Form von Leukämie erkrankt. Der Befundwert war recht konstant in all den Jahren bei etwa 40 000 Leukozyten geblieben. Durch das traumatische Erlebnis des Sturzes und den erforderlichen Klinikaufenthalt stieg er auf 50 000. Nach ihrer Entlassung praktizierte sie, wie gesagt, die Lichtheilung für die Heilung ihrer Knochenbrüche, doch nach drei bis vier Wochen konnte festgestellt werden, dass auch der Leukozytenwert um 20 000 zurückgegangen war und damit um 10 000 niedriger lag als in den ganzen vergangenen zehn Jahren.

Alle unsere Körpersysteme profitieren von der heilen Lichtinformation unserer Seele. Wie machtvoll unser Licht ist, zeigt die obige Erfahrung. Konzentrieren wir uns auf unsere Lichtstruktur, ist sie selbst mit Röntgenstrahlen nicht mehr einzufangen. So hoch schwingend ist die Kraft der Liebe in uns.

Im ersten Kapitel hat uns Jesus daran erinnert, was unsere Urstruktur ist, nämlich Licht. Das Phänomen Leben ist nicht ausschließlich auf die uns vertraute Materie zurückzuführen. Organe, Zell- und sonstiges Gewebematerial, physiologische Interaktionen, biochemische Prozesse sowie Mechanik sind die Ausschnitte, auf die sich die Schulmedizin zu einem großen Teil fokussiert.[38] Doch sie alle sind in einer schon fortgeschrittenen Phase im Gerinnungsprozess von Lichtinformation zur Materie angesiedelt. Die Physis ist das Ergebnis oder besser gesagt, ein späteres Stadium im lichtinformatorischen Gerinnungsprozess.

Als Jesus auf dem Berg Tabor in seiner durchlichteten Gestalt Elias, Moses und drei Jüngern erschien, machte er deutlich, woraus unser Körper in der Tiefe besteht. Die mystische Durchlichtung des Körpers von Jesus zeigt uns an, woraus wir in Wahrheit bestehen, wovon unser Körper, unsere materielle Erscheinung tatsächlich immer durchdrungen ist. Von Lichtstrukturen in ihrer schönsten Form und höchsten Frequenz. Diesen zu erkennen, unseren durchlichteten Körper und mystischen Leib, bringt uns ein anderes Körperbewusstsein, ein neues, geweitetes ICH-Bewusstsein. Während ich materieller Körper bin, scheint mein mystischer Leib, das Licht der Schöpfung, hindurch.

ES IST DA,
das Licht in uns.

Im Buddhismus wird es *Amitabha,* das grenzenlose Licht, genannt. In der Chandogya-Upanishad der hinduistischen Tradition heißt es:

»Dieses Licht, das höher als der Himmel leuchtet, über allen Welten, es ist dieses selbe Licht, das im Inneren des Menschen scheint.«[39]

Die Gestaltwandlung von Jesus gibt uns einen Einblick in unser wahres Sein dahinter, es erlaubt uns einen Durchblick auf den

---

38 Wobei hier insbesondere in den letzten Jahrzehnten eine Öffnung stattgefunden hat, welche die geistig-seelische Wirklichkeit mit einbezieht (Psychosomatik usw.) und teilweise auch die feinstofflichen, geistigen Heilmethoden integriert.

39 Le Henri, Saux, »Die Gegenwart Gottes erfahren«, zitiert in: Wolfgang Kopp, *Befreit Euch von allem,* S. 144.

Urgrund aller materiellen Strukturen. »Das war das wahrhaftige Licht, *welches alle Menschen erleuchtet,* die in diese Welt kommen.«[40]

Mystiker aller Zeiten haben unabhängig von ihrer kulturellen Herkunft von diesem Licht berichtet. Das Allerinnerste des Menschen ist der Seelengrund, wie ihn die christlichen Mystiker nennen. Er ist der Ort und der Ursprung allen Lebens, die Mitte unseres Seins. Er ist »die *Krypta* des Herzens, in der das Licht unseres Wahren Wesens wie die Sonne das ganze Universum erleuchtet und sich uns in der Schau ins Verborgene – *en krypto* – offenbart.«[41]

»Nimmermehr wirst du die Wahrheit erkennen,
Lebst außen nur du in der Sinnlichkeit Fessel.
Von innen urständet das klare Erkennen,
Von innen das Licht, das die Finsternis bricht.«[42]

So drückt es Jan van Ruysbroeck, der bekannte flämische Mystiker des Mittelalters, aus.

Im Hinduismus wie im Buddhismus gilt Maya als das »Materielle Universum«, als Schöpferin des Universums und auch als Göttin der Illusion. Der Schleier der Maya bedeutet von daher auch Illusion und Zauberei.

Solange wir uns an dem Vordergründigen, den fassbaren Strukturen festhalten und das rational-analytische und begriffliche Denken dominiert, ist das innere Licht vom Schleier der Maya bedeckt. Schieben wir den Schleier beiseite, sehen wir: Die fassbaren, materiellen Strukturen unseres Körpers sind ein lichtes Wellengeflecht.

Das einzige Mittel, das wir haben, um unseren Körper und seine Abläufe zu beeinflussen, (ohne etwas *tun* zu müssen), sind

---

40 Joh., 1, 9.

41 Wolfgang Kopp, S.144.

42 Ebd.

unsere Gedanken, das heißt unsere inneren Worte. Und unsere Gefühle.

Beides, Gedanken und Gefühle, greifen in die körperinternen Abläufe ein, bestimmen und stimulieren ihre Qualität und Ordnung. Die innere Ordnung wiederherzustellen – sofern wir krank waren – geschieht auch über die informatorische Wellenabstrahlung unserer inneren Worte. Das ist das Geheimnis der Heilung, die aus dem Selbst geschieht.

Soll man sich im Falle von Krebs allein auf Lichtheilung verlassen?

Auf diese Frage antworten unsere Brüder und Schwestern im Licht:

> Die hier vorgestellte Lichttherapie ist eine von vielen Methoden, die Eure Selbstheilung anregen. Während der Arzt oder Behandler von außen kommt, ist dies eine Methode, die in Euch wohnt, die ihr ständig mit Euch herumtragt. Es ist sozusagen das mobile Einsatzorgan, oder besser: ein mobiler Einsatzvorgang.
> Ihr könnt jede Heilmethode mit der Lichttherapie kombinieren. Ihr öffnet Euch für das Verfahren, was Euch naheliegt (was Euch innerlich oder manchmal auch nur räumlich naheliegt – der Arzt in der Nähe etc.). Und das ist gut so. Das ist das ganz normale Auswahlverfahren, wie Ihr es praktiziert, wenn Ihr Euch für eine Therapieform/Behandlungsweise entscheidet. Es führt Euch zum nächsten Schritt: zur Heilung. Oder, in einem wiederum nächsten Schritt noch mehr zu Euch selbst – und auch das ist wieder ein Schritt zur Heilung.
> Doch um zurückzukommen auf Eure Frage: Soll ich mich, sofern Krebs diagnostiziert wurde, allein auf Lichttherapie verlassen?
> Zu bemerken ist hier als Erstes, dass sich in den Krebszellen Angststrukturen zeigen. Es ist quasi die zusammengeballte Angst,

die in diesen veränderten Zellen sichtbar wird. Es ist Angst vor Verlust – die Angst, sich selbst verloren zu gehen.
Und das bedeutet für jeden etwas anderes. Mal ist es die Angst vor dem Sterben, vor dem eigenen Tod, welche vielleicht durch den Verlust eines Angehörigen oder nahen Menschen angeregt wurde, eine Urangst, die aufgerüttelt wurde. Mal ist es die Angst, sich selbst verloren zu gehen in der Arbeit und hier den Verlust der Seele über Jahre zu betrauern. Ein andermal ist es die Sorge, nicht genug Liebe zu bekommen, von Angehörigen, von Freunden oder Arbeitskollegen, oder eben von sich selbst – und damit die Angst, dass man selbst der eigenen Liebe verlustig gehen kann.

Und von daher ist es umso wichtiger, sich auf sein Seelenselbst zu besinnen und zu spüren, dass es da eine Verbindung gibt und ja, dass ich ihr ganz zart und sanft und kraftvoll wieder näher kommen kann. Das ist die große Einladung dahinter – egal, ob ich vollends geheilt werden kann oder meine Seele die Reise antritt und das Tor zu der ewig lebendigen Seinswelt, die im Hintergrund da ist, durchschreitet. In jedem Fall gilt bei jeder Krankheit die Einladung, sich seiner schönen Seele zuzuwenden, ihr zu lauschen, sie zu grüßen und festzustellen:

Ah, es gibt dich!
Wie schön!
Wie präsent!
Wie machtvoll wohnst du
– mein ICH BIN,
diese göttliche Kraft –
in mir!
Aus ihr heraus kann ich SEIN.

Das Wichtigste bei der Heilung ist, dass jeder so sein darf, wie er ist. Die Selbstannahme, auch wenn da gerade eine physische oder psychische Un-Ordnung vorliegt, ist das wichtigste Bewusstsein des betroffenen Patienten. Dieses Bewusstsein sollte zu Beginn jeder Behandlung gestärkt werden.

Wiederholen Sie innerlich für sich:

Ich BIN in ORDNUNG, so wie ich bin, und der Rest kommt auch noch in Ordnung.

Wie sind Krankheiten zu verstehen?

Krankheiten sind vorübergehende Irritationen

Jeder kann krank werden und jeder kann gesund werden. Das ist das lebensprozessuale Fließen. Das Phänomen Leben ist ein Fluidum, ein fließender Prozess.

Krankheiten sind als eine vorübergehende Störung, eine vorübergehende Fehlinformation zu verstehen; eine Information, die uns nicht in der Weise dienlich ist, wie wir es gerne hätten. Und wir können jederzeit zu unserer gesunden Information und Ordnung zurückkehren.

Auch wenn Sie derzeit krank sind, sollten Sie unbedingt wissen:

Ich bin vollkommen in Ordnung in meiner natürlichen Ordnung. Mit mir stimmt ALLES. Es ist nichts, was mir mangelt oder nicht stimmen würde oder nicht in Ordnung wäre.

Das ist es, was mir die geistige Welt eindrücklich an Sie weitergibt.

Es gibt eine vorübergehende Irritation, ja, und wir geben ihr den

Namen irgendeiner Krankheit, doch dies ist nicht relevant. Relevant, und immerwährend ist der Kern in uns, mein ewiges Licht, mein Seelenwesen, in dem alle wohlgeordnete natürliche Information gespeichert, oder besser: präsent ist.

Krankwerden und Gesundwerden sind immaterielle Prozesse, die durch einen strukturbildenden, formgebenden Licht- und Informationsprozess materiell wurden, das heißt eine Form angenommen haben.

Krankheiten sind Irritationen des bestehenden Systems. Auf unharmonischen (dekohärenten) Wellen wurden Informationen in unserem System transportiert, die unserer Gesundheit abträglich sind. Solchen Erscheinungen (krankhaften Symptomen) gingen Irritationen im Außen voraus – seien es belastende Ereignisse oder die eigenen Gedanken über die Welt, über die Geschehnisse, über andere oder über mich selbst. Mein inneres Wohlgefühl, also wie ich mich selbst in mir zu Hause, geborgen und bestens versorgt fühle, waren gestört.

Und es gibt noch weitere Ursachen. Krankheiten können auch von außen zu uns kommen, ohne dass wir etwas dafür können. Jeder kann krank werden, selbst ein Guru oder Heiler. Erinnern wir uns an Jiddu Krishnamurti, einen erleuchteten Menschen, der in seinen letzten Lebensjahren von Krankheiten und Schmerzen gebeutelt wurde. Oder denken wir an die Sterbeforscherin und Ärztin Elisabeth Kübler-Ross, die so viele Jahre segensreich gewirkt hat und am Ende ihres Lebens mehrere Schlaganfälle hatte und unter vielen einschränkenden Symptomen litt.

Auch von vielen Heiligen aus früheren Zeiten hören wir, dass sie bisweilen unter starken körperlichen Erkrankungen litten.

Das Wichtigste, was uns die geistige Welt hier mitteilen möchte, ist:

Hört auf mit den Schuldgedanken.

Krankheiten können jeden von uns ereilen, Kranksein und Gesundsein gehören zum lebensprozessualen Fließen.

Eine Krankheit ist so gesehen eine Dysinformation[43], eine Information *in disorder,* eine in vorübergehende Unordnung geratene Information. Und ich kann mich jederzeit wieder an meine wohlgeordnete, die Funktionsabläufe gut und richtig steuernde Information erinnern. Mehr ist es nicht.

Egal, durch welchen Impuls die Heilinformation angestoßen wird, ob durch eine Pille, ein Arztgespräch oder eine wie auch immer geartete Therapie – wenn etwas wieder in seine natürliche Ordnung findet, ist es auch immer Ausdruck eines lichtinformierten Prozesses gewesen. Das Ergebnis ist ein Zurückfinden, ein Sich-wieder-daran-Gewöhnen an die innere Vollkommenheit, die gute, meine natürliche ureigene Ordnung. Das BIN ICH.

Wir sollten Begriffen wie Krankheit, Diagnose, Beschwerde oder Symptom nicht allzu viel Bedeutung beimessen. Sie entstammen unserem herkömmlichen Sprachgebrauch, doch am besten vergessen wir sie wieder und werden uns stattdessen gewahr: Wenn eine körperliche Störung vorliegt, dann ist das nichts als eine vorübergehende Fehlinformation des Systems. Ich kann mich jederzeit wieder an meine geordnete, gut strukturierte Information in mir selbst erinnern und diese sich ausbreiten lassen.

»Betrachte alles Störende so:
Früher war es nicht da.
Jetzt ändert es sich,
und bald ist es vergessen.«

---

43 Hier handelt es sich um eigene Wortschöpfung; die Vorsilbe Dys drückt aus, dass etwas abweichend von der Norm oder krankhaft bzw. übel, schlecht oder falsch ist. Vgl. www.duden.de.

Diese Worte von Ole Nydahl finde ich sehr hilfreich in diesem Zusammenhang.

Alle weiteren Schritte, die hier beschrieben sind, dienen dazu, dieses HEILSEIN in Ihnen zum Fließen, zur Bewusstheit, zur Ausdehnung zu bringen. Nochmals: Das Phänomen Leben ist ein fließender Prozess, der sich selbst immer wieder neue Form gibt.

Es gibt nichts, das Dir fehlt. Denn das HEILSEIN ist DA.
In DIR.

Es wäre auch falsch, sich mit dem Heilsein »verbinden« zu wollen, denn das trifft es nicht: Wie kann ich mich mit etwas verbinden, das ich (im Grunde) schon bin?

Es geht um ein Aufwachen in das eigene HEILSEIN hinein. Und dazu muss ich noch nicht einmal krank sein. Denn das HEILSEIN ist umfassender, es meint:

IN ORDNUNG SEIN.

Sich als heil zu erleben – egal, ob ich gesund bin – ist das Ausschlaggebende. Also muss ich auch nicht gegen etwas kämpfen, gegen eine »ungute« Information oder ähnliches. Eine Information ist das, was sie ist: ein Ordnung und Struktur gebender Impuls. Eine Information kann strukturelle Muster hervorrufen, die wir als Unordnung (oder krank) bezeichnen können, oder Muster, die wir als ordentlich in Bezug auf unsere optimale Funktionsweise und unser Wohlbefinden bezeichnen. Beide Male ist es Information.

Information ist ein strukturgebender Impuls.
Sie wird auf Lichtfrequenzen transportiert.

Hört auf mit den Schuldgefühlen

Kranke Menschen, die sich mit spirituellen Themen beschäftigen, fragen sich oft: Habe ich etwas falsch gemacht und bin deshalb krank geworden? Das erzeugt Druck und Schuldgefühle und nährt die Überzeugung, dass sich dann, wenn sie etwas verstanden haben oder besser machen, bereit (und würdig!, das schwingt ja mit) für Heilung sind. Was für ein Quatsch! Jeder ist es.

Dieses Einteilen in gut und böse, in Lichtarbeiter und keine Lichtarbeiter, in spirituelle Anfänger und Fortgeschrittene ist Blödsinn. Es bringt uns nicht weiter, da es den Menschen nicht in seinem Kern trifft und ihm nicht gerecht wird.

Es ist bestenfalls Ausdruck von spirituellem Ehrgeiz, der sich im Grunde nicht von dem Ehrgeiz unterscheidet, wie wir ihn aus beruflichen oder gesellschaftlichen Kontexten kennen. Die Begriffe mögen andere sein, doch der Glaube, der dahinter steht, ist derselbe. Er lautet: »Erst dann, wenn ...«

Im spirituellen Kontext	Im beruflich-gesellschaftlichen Kontext
Erst dann, wenn ... du alle deine Chakren gereinigt hast, wenn du ein spiritueller Mensch geworden bist, wenn du spirituell gewachsen bist, wenn du aufgewacht bist, du dich weiterentwickelt hast ... erst dann bist du ein guter Mensch!	Erst dann, wenn ... du ein Haus, ein Auto, ein Boot hast, wenn du auf der Karriereleiter nach oben geklettert, oder ganz oben angekommen bist, wenn du deine/n Traumpartner/in geheiratet hast (und halten! kannst), wenn du die besten Kinder dieser Welt hast, wenn du diesen Titel, Abschluss, oder jene Auszeichnung erhalten hast, wenn du ein tapferer und anerkannter Mensch geworden bist ... erst dann bist du ein guter Mensch!

Abb. 7: spirituelle und herkömmliche Karriere

Haben wir innerlich eine Stimme, die sagt: Ich bin (noch) nicht gut genug und muss folglich besser werden, irgendetwas entwickeln, loslassen, ablösen oder perfektionieren, so ist das insofern nicht hilfreich, als dass es den Blick verstellt auf das, was wir tatsächlich sind: brillante Wesen, denen nichts fehlt.

Jeder ist Licht.

Vollkommen unabhängig von äußeren Gegebenheiten und persönlichen Erfahrungen. Ich muss nicht erst irgendetwas erreichen (auf der spirituellen, ökonomischen, oder der Wissensleiter).

Ich bin das Licht.
ES IST SO.
SO IST ES.

Krankheiten kann man sich vorstellen wie Verkrustungen, Verengungen, Einschränkungen oder Blockierungen des originalen Systems eines Menschen. Das durch die Lichtsprache in den Meditationen hörbar gemachte Licht lässt diese Verkrustungen bröckeln und sich zunehmend auflösen. Licht bewirkt, dass Verkrustungen und Einschränkungen wegfallen.

Dafür muss nichts geschehen, nur die Lichtströme, die in mir selbst sind, müssen wirken, indem sie Licht an die Stelle senden, die diesen Impuls nötig hat.

Welche Krankheiten lassen sich mit dem eigenen Licht heilen?

Lassen sich denn alle Krankheiten aus der inneren Sonne heraus heilen? Ist das nicht zu schön, um wahr zu sein? Wie sieht es aus mit Knochenbrüchen, Organschwächen, Stoffwechseldysfunktionen, muskulären oder nervlichen Leiden, oder auch mit Krebs?

Das sind Fragen, die immer wieder auftauchen. Unsere geistigen Brüder und Schwestern sagen dazu:

Es gibt nichts, was nicht durch Licht geheilt werden könnte.
Licht trifft auf Lichtstrukturen. Das ist es, was in der Selbstheilung geschieht.
Euer Seelenlicht trifft auf Lichtstrukturen in der Materie Eures Körpers.
Materie, das heißt körperliche Lichtstrukturen, sind empfänglich für Licht. Selbst wenn diese körperlichen Strukturen verhärtet und dysfunktional sind (also krank sind, wie Ihr sagen würdet), so sind diese doch durch hohe Lichtschwingungen aufrüttelbar.
Und auch Irritationen (die »kranken« Strukturen) in unserem System, die als unveränderbar gelten, zeigen, wie empfänglich sie sind für die stärkste Lebenskraft in uns.
Das konntet Ihr am Beispiel der Leukämie sehen.
Es kann natürlich sein, dass die Störungen langfristig (chronisch) geworden und überlagert sind, das heißt von einer Störung zur nächsten geführt und sich fest eingerichtet haben im Körpersystem. Doch auch das ist kein Grund, dass sie nicht berührbar wären für Euer höchstes, reines, kohärentes Seelenlicht.

Vergesst nicht, Ihr habt die stärkste Lebenskraft in Euch.
Das Seelenlicht, es ist die stärkste Lebenskraft.

Aber was ist mit den Alltagsproblemen, hören wir einen Anwender fragen, die ganz normalen menschlichen Situationen, in denen wir uns bewegen? Was ist, wenn ich gerade Ischiasschmerzen, ein Magengeschwür oder Krebs habe? Da gehe ich doch zum Arzt und will sofort Abhilfe bekommen in der akuten Situation. Da kann ich doch nicht sagen: Jetzt machen wir erst mal die Lichtmeditation!?
Natürlich ist es so, und Du hast Recht. Es ist gut, mit Sofortmaß-

nahmen für Linderung und mit einer weiteren Behandlung für Heilung zu sorgen.
Doch wisse – und das ist das Wichtigste –, auch der Arzt und sein Abtasten des Bauches ist Lichtinformation. Auch die Spritze, die er setzt, und das Injektionsmittel sind Lichtinformation. Wenn er jemanden einrenkt, und das Knochgerüst kommt wieder in sein normales, harmonisches Gefüge (der kohärenten Lichtwellen), weil es keine verengte, »verknautschte« (dekohärente) Stelle mehr gibt, dann ist es ebenso Lichtheilung.

Der Arzt (Therapeut, Heiler)
und alles, was er tut,
und alles, dessen er sich bedient,
ist Information,
die auf Lichtwellen transportiert wird.

Die Substanz des Lichtes ist nun mal das Transportmedium für alles Geschehen und alles Sein, was sich in der Welt gebiert und ausformt.
Bei dem einen, der sich auf den Weg macht zu seiner Gesundung, zu seinem Ankommen in seinen heilen Strukturen, liegt ein Arztbesuch auf dem Weg, bei dem anderen eine Operation, bei der anderen eine Heilbehandlung mit Tee und Globuli der Heilpraktikerin.

Die Selbstheilung ist das, was Ihr selbst tun könnt, für Euch und Eure Heilung. Alles kann nebeneinander bestehen: ärztliche, medizinische, therapeutische Hilfe, alternative Heilformen irgendeiner Art und Eure Zuwendung zu der inneren sonnenhaften Quelle.
Selbstheilung ist das, was Ihr selbst – aus Eurer stärksten inneren Kraft heraus – für Euch und Eure Heilung geschehen lassen könnt.
Jeder hat sein eigenes lichtes Zuhause, in sich und zu jedem führt ein individueller Weg.

Die Lichtmeditation hilft Euch, dass Ihr lösungsdienliche Ansätze und Heilformen findet für das Zu-sich-kommen, das eigene Nachhausekommen.

Der konstruktive Umgang mit Diagnosen

Die klassische Schulmedizin bietet viele Begriffe für Krankheitsbilder an. Sie können dienlich sein für eine Diagnose. Doch da sie die Symptome zu einem Begriff bündeln (und damit zu einem strukturgebenden Informationsimpuls werden lassen), nähren und manifestieren sie dieses Krankheitsbild. Es ist empfehlenswert, derlei Kategorisierungen in Krankheitsbegriffe nicht *zu* ernst zu nehmen und ihnen nicht zu viel Aufmerksamkeit zu widmen.

Krankheitsbilder wie Rheuma, Osteoporose, Diabetes, Tennisarm, Leberzirrhose oder auch Krebs umfassen unterschiedliche Symptome, die wie gesagt in einem Wort gebündelt werden. Dadurch, dass wir uns den Namen der Krankheit einprägen und in Gedanken häufig wiederholen – auch im Gespräch mit dem Arzt, mit Freunden, mit unserer Familie –, manifestiert sich diese begriffliche Information, die ja eine Struktur prägt, immer mehr in unserem Körper.

Oft haben Menschen den Eindruck, wenn sie eine Diagnose hören, dass diese wie in Beton gegossen sei, obwohl wir in Wahrheit der Irritation im Körper nun lediglich einen bestimmten Namen gegeben haben. »Ich habe das jetzt. Nein, nein, da ist nichts zu machen, das ist eben so.« Oder gar: »Das ist bei mir chronisch ...«

Vergessen wird dabei, dass es sich um eine vorübergehende Irritation handelt oder um nicht mehr handeln muss. Statt uns auf die Irritation zu konzentrieren und an ihrem Namen festzuhängen, sollten wir uns sofort, nachdem wir eine Diagnose, eine Krankheitsbezeichnung gehört haben, wieder mit unserem Urzustand verbunden fühlen, der in uns angelegt und ganz natürlich DA IST. Wie sollte sonst auch Heilung geschehen?

Der gesunde Urzustand war und ist immer in uns DA, bevor wir die Krankheit bekamen und auch während wir sie erleben. Sie als vorübergehende Irritation in unserem System zu verstehen hilft sehr auf dem Weg der Gesundung. Ihre Relevanz verliert sich. Und der Fokus liegt wieder auf dem natürlichen Gleichgewicht, auf den optimalen Abläufen und Verbindungen in unseren Regulations- und Steuerungsmechanismen im Körper.

Wir sind perfekt und vollkommen. Das ist unser Urzustand; zu ihm können wir jederzeit zurückkehren, indem wir uns ihn bewusst machen. Er ist ja da in uns. Ihm sollten wir Aufmerksamkeit schenken.

> Sich zu visualisieren
> in der vollkommenen lichten, hellen
> natürlichen
> harmonischen
> Ordnung
> ist ein wichtiger Schritt
> im Heilprozess.

Der natürliche Urzustand ist als geordnete Information vorhanden in der tiefen eigenen Seelenquelle.

Darauf sollten wir unsere Energie lenken. Das ist viel wirksamer, als ein Symptom zu fixieren, wie es auch über das Wiederholen des Krankheitsnamens oder das Kreisen meiner Gedanken über den zu erwartenden Krankheitsverlauf u. Ä. geschieht.

Viele Menschen erleben erst die ganze Wucht der Krankheit, nachdem sie die Diagnose gehört haben. Nachdem sie also die Worte hörten, mit denen wir die Krankheit bezeichnen (und alle Assoziationen, die wir mit der Krankheit verbinden, schwingen darin mit). Vorher haben sie vielleicht jahrelang mit einer gewissen inneren Unordnung an bestimmten Stellen im Körper gelebt, und der Körper hat dennoch insgesamt prächtig, oder ganz passabel, funktioniert und die Menschen erlebten keinerlei oder kaum Einschränkungen.

Doch wenn die Diagnose dann wie ein Urteil verkündet wurde, nimmt der Körper noch mehr die Formation an, die zum »Krankheitsbild« passt, und allem, was wir damit assoziieren. Das ist der geistig-mentale-physikalische Gerinnungsprozess: vom Feinstofflichen, vom begrifflichen Denken hin zur realen, im Außen sichtbaren und fassbaren materiellen Erscheinung.

Die Ärztin Lissa Rankin schildert in ihrem Buch *Mind over Medicine. Warum Gedanken oft stärker sind als Medizin* sehr eindrücklich anhand vieler Beispiele, wie unsere eigene Heilungserwartung das Heilungsgeschehen tatsächlich beeinflusst. Eines davon möchte ich hier wiedergeben.

Dr. Philip West, ein amerikanischer Arzt, hatte einen Patienten, Mr Wright, der an einem Lymphosarkom litt. Keine der Behandlungen hatte angeschlagen, Mr Wright hatte im Nacken, im Brust- und Bauchraum und in den Achselhöhlen organgroße Tumore, Milz und Leber waren vergrößert, und damit er atmen konnte, musste ihm jeden Tag ein Viertelliter Flüssigkeit aus der Brust gesaugt werden. Dr. West gab ihm noch eine Woche. »Doch Mr Wright hatte einen unbändigen Lebenswillen und legte seine ganze Hoffnung in ein vielversprechendes [damals] neues Medikament namens Krebiozen.«[44] So bekniete er seinen Arzt, ihm das Mittel zu verabreichen, obwohl es noch gar nicht zugelassen war. Und da er so hartnäckig war, gab Dr. West schließlich nach und spritzte ihm die Injektion. Nach drei Tagen (da war die ursprünglich prognostizierte letzte Lebenswoche bereits vergangen) war der Patient munter auf den Beinen und »›die Tumormassen wie Schneebälle auf einem heißen Ofen geschmolzen‹ und nur noch halb so groß wie vorher.«[45] Nach zehn Tagen verließ er das Kran-

44 Lissa Rankin, *Mind over Medicine,* S. 34.
45 Ebd. S. 35.

kenhaus, offensichtlich völlig von seinem Krebs geheilt. Es ging ihm prächtig, und er wurde nicht müde, Krebiozen als Wundermittel zu preisen.

Nach zwei Monaten aber erschien ein wissenschaftlicher Bericht, laut dem das Mittel sich als wirkungslos erwiesen hatte. Das versetzte Mr Wight einen Schock, denn er war ein Mensch, der glaubte, was er schwarz auf weiß las – er wurde depressiv, und sein Krebs kehrte zurück.

Diesmal wollte Dr. West ihn nicht aufgeben und ersann ein besonderes Vorgehen. Er erzählte ihm, dass ein Teil der ersten Lieferung des Medikamentes im Versand gelitten und deshalb seine Wirkung verloren habe. Er habe sich aber inzwischen eine neue Charge sichern können, bei der es sich um hochkonzentriertes, ultrareines Krebiozen handele, das er ihm verabreichen könne (was natürlich gelogen war). Daraufhin injizierte Dr. West seinem Patienten eine Dosis destilliertes Wasser.

Wieder geschah so etwas wie ein Wunder. Die Tumore verschwanden, Mr Wright war gesund und fühlte sich wohl – bis nach zwei Monaten die American Medical Association einen Artikel veröffentlichte, in dem es hieß, dass sich das Medikament in einer USA-weiten Studie als völlig wirkungslos erwiesen habe. Mr Wright verlor jede Hoffnung, der Krebs tauchte wieder auf, und zwei Tage später war er tot.[46]

An dieser Geschichte wird deutlich, wie hochwirksam unsere inneren Strukturen, das heißt der Licht- und damit Gesundungsgehalt unserer mentalen Innenwelt sind: Nicht der Arzt, nicht die Wissenschaftler mit ihrer Statistik, sondern Mr Wright behielt Recht – indem er seiner inneren Stimme und später den vermeintlichen Fakten gefolgt ist.

Die Ärztin Lissa Rankin empfiehlt deshalb, bei der Überbringung schwerwiegender Diagnosen anders vorzugehen. Natürlich

---

46 Vgl. ebd., S. 35.

soll man ehrlich sein und transparent machen, was vorliegt, doch gleichzeitig sollten die Möglichkeiten der stärksten Lebenskraft in uns stimuliert werden. So ließe sich etwa nach der Benennung des Befundes wie folgt fortfahren: »Die gute Nachricht ist, dass ein Prozent der Patienten mit exakt der gleichen Diagnose überleben, und es gibt einige Indikatoren, die darauf hinweisen, wer diese Menschen sind. Der Körper ist von Natur aus so angelegt, dass er sich im Krankheitsfall selbst regenerieren kann, und es gibt eindeutige Beweise dafür, dass diejenigen, die sich ihrem Körper, ihrem Geist und ihrer Seele positiv zuwenden und sich die Hoffnung und das Vertrauen in eine mögliche Genesung bewahren, mit größerer Wahrscheinlichkeit wieder gesund werden. Es ist wichtig für Ihren Körper, dass wir alle optimistisch bleiben und Sie geistig und körperlich so entspannt wie möglich bleiben, denn nur aus diesem entspannten Zustand heraus kann Ihr Körper sich gegen den Krebs wehren. [...] Ich weiß, dass dies nicht die Nachricht ist, auf die Sie heute gehofft haben, aber bitte, geben Sie die Hoffnung nie auf. Ich glaube an Wunder. Und vielleicht geschieht just bei Ihnen dieses Wunder.«[47]

Gedanken, Vorstellungen, Krankheitsbezeichnungen und Aufmerksamkeit sind mentale (Lichtwellen-)Bewegungen und damit strukturgebende Informationsprozesse. Das sollten wir nicht vergessen.

Wie machtvoll, lichtvoll, gesund, heilend und effektiv ein Geist der Zuversicht sein kann, wird am folgenden Beispiel deutlich. Solch ein Geist ist imstande, die materiellen Ergebnisse zu verändern.

Im Rahmen einer Studie in den USA wurden Patienten, die sich wegen Arthrose einer Knieoperation unterziehen mussten – ohne deren Wissen – in zwei Gruppen geteilt. Die einen wurden operiert, während die Patienten der zweiten Gruppe zwar eine

47 Ebd., S. 94f.

Narkose und auch einen Schnitt am Knie bekamen, jedoch nicht operiert wurden. Sie waren allerdings überzeugt, sie seien operiert worden. Das Resultat: Es gab keine signifikanten Unterschiede zwischen beiden Gruppen, was den Heilungsverlauf angeht. Auch nach zwei Jahren waren 90 Prozent aller Patienten mit dem Ergebnis des Eingriffs zufrieden – die scheinoperierten hatten sogar weniger Beschwerden als die operierten.[48]

Die Intention, gesund zu werden und schmerzfrei zu sein, reichte offensichtlich aus. Die geistige Ausrichtung und die Zuversicht, dass einem geholfen werden würde, waren sozusagen die Operation.[49]

Der Placeboeffekt ist eine überaus wirksame Medizin. Auch wenn wir bisweilen etwas herablassend über ihn sprechen, so ist er am Heilungsprozess doch erheblich beteiligt. Überzeugung, also Geist, verändert Materie.

Ich glaube, das hat Jesus gemeint, als er zu einer Frau sagte, die sich für ihre Heilung bedanken wollte: »Dein Glaube hat Dir geholfen«. Sie hatte sich quasi an ihm als Spiegelbild geheilt. Vielleicht brauchen wir die Ärzte, Therapeuten und alle Menschen, die heilende Berufe ausüben, als Spiegelbilder? Spiegelungen, in deren Tun wir uns an unser eigenes Heilsein erinnern.

Für das HeilSEIN entscheide ich mich. Das ist das A und O. Ob ich zu einem Arzt oder Heiler gehe oder eine bestimmte Therapie anfange, entscheidend ist mein Entschluss zur Heilung und die damit einhergehende positive Erwartungshaltung. Ich bin innerlich bereit für die Heilung – wieder ganz ICH zu SEIN.

Das ist es, worum es bei der Heilung geht und was ich mir bewusst machen kann.

Unsere ureigenste Aufgabe, wenn wir unseren Körper gesund erhalten wollen, ist die Hinwendung zu der stärksten Lebenskraft

48 TV-Dokumentation *Wunder Heilung*, 3Sat vom 04.02.2015, 20.15 Uhr.
49 Siglinda Oppelt, *Quantensprung im Business*, S. 83.

in uns, zu der Erkenntnis und Wahrheit: Ich bin vollkommen in Ordnung.

Wie schnell uns diese Überzeugung im Alltag manchmal abhandenkommt und zu welchen Irritationen es dann kommen kann, macht der folgende Versuch deutlich.

In einem Restaurant setzte man nichtsahnenden Gästen Gläser vor, an deren Rande deutliche Lippenstiftspuren zu erkennen waren. Die Gäste beschwerten sich und bekamen daraufhin saubere Gläser, und dennoch entwickeln etwa 30 Prozent von ihnen nur zwei bis drei Stunden später Herpessymptome an den Lippen. Und dass, obwohl keiner von ihnen aus einem der vermeintlich schmutzigen Gläser (sie waren in Wahrheit lediglich mit Lippenstift präpariert gewesen und völlig frei von Herpesviren) getrunken hatte.

Was mag in den zwei bis drei Stunden mit dem Immunsystem der Probanden passiert sein? Einzig und allein die Vorstellung, sie könnten sich anstecken, hatte offensichtlich dazu geführt, dass das Krankheitssymptom entwickelt wurde.[50] Ihre Gedanken und Gefühle waren in der Lage gewesen, den Körper so zu in-form-ieren, dass Symptome auftauchten. Worte, Gedanken und Gefühle sind Wellen, das heißt strukturprägende Licht- und Informationsprozesse. Der Körper formiert und organisiert sich entsprechend unseres Geistes. Das ist der Geist-Materie-»Gerinnungsprozess«, es ist ein Resonanzprozess; ein In-format-ionsprozess. Unser Geist wählt einen Fokus, und die Materie formiert sich entsprechend.

> Aus dem (immateriellen, unendlichen) Seinsgewebe aus Lichtenergie und Information formiert sich etwas zu materiellen Strukturen und Gebilden.

---

50 Vgl. Lynne Mc Taggart, in einem Vortrag auf dem Bleep-Kongress, Hamburg, 2010.

Wir wählen offensichtlich mit unserer Aufmerksamkeit aus, was für uns zu Realität gerinnt.

Dieser Formationsprozess läuft immer und ständig ab. In jedwede Richtung.

Reflexion: Wie informiere ich mich?

- Worauf richte ich meine Aufmerksamkeit?
- Welche Krankheitsbilder lasse ich mehr und mehr in den Hintergrund treten?
- Welche Gesundheitsbilder lasse ich in mir entstehen und groß werden?
- Welche gesunden Bilder und Vorstellungen nähre ich in mir?

Chronische Krankheiten

Chronischen Krankheiten liegen häufig bestimmte Muster zugrunde, die sich eine manifeste Struktur gesucht haben – und zwar einfach deshalb, weil der innere Körperhohlraum immer wieder von ein und denselben Mustern beschallt wird. Sind also zum Beispiel Denk- oder Verhaltensmuster fest in unserem Geist verankert, dann produzieren sie (chronische) Schallwellen, die eine chronische Struktur im Außen suchen.

Wir können die materiellen Strukturen auflösen, indem wir den inneren, selbst erzeugten Schallwellen auf die Spur kommen. Welche Schneisen schlage ich innerlich, gedanklich, geistig, emotional in meine Körperstrukturen?

Natürlich ist eine der wichtigsten Qualitäten, die körperliche Unpässlichkeiten provoziert und eine entsprechend ungeordnete materielle Strukturbildung hervorruft, die vermisste Selbstliebe. Auf sie werden wir gleich noch näher eingehen. Zunächst aber beschäftigen wir uns mit dem Umstand, dass chronische Erkrankungen ganz mannigfaltige Ursachen haben können. So kann ein erwachsener Mann, der mit einem strengen, nüchternen und maßregelnden Vater aufgewachsen ist und mit einer Mutter, die ihre Emotionen, Freude und Stolz auf ihren Sohn nur bei entsprechender Leistungserbringung zeigte, heute asthmatische Probleme haben. Er hat das Gefühl, keine Luft zu bekommen und sich nicht frei und weit mit seinem Atem (Geist) entfalten zu können in dieser Welt. Seine Erkrankung hat es ihm möglicherweise auch erschwert, Beziehungen und eine Partnerschaft zu pflegen, und vielleicht hat ihn dies sogar in eine Isolation gebracht.

Und da ist die 42-jährige Frau, die mit Anfang 20 ihren Vater, zu dem sie ein sehr inniges Verhältnis hatte, plötzlich tot in dessen Büro aufgefunden hat. Seither fehlt ihr etwas Entscheidendes, nämlich das Gefühl von Anerkennung und Bestätigung. Ihre beiden Ehen verliefen letztendlich glücklos. Chronisch ist das Gefühl des Alleine- und Verlorenseins. Wie auch ihre Schlafprobleme inzwischen chronisch geworden sind.

Aus ganz unterschiedlichen Gründen können beide Menschen aufgrund von inneren Mustern einsam sein. In beiden Fällen geht es letztendlich um eine tiefere Sehnsucht, nämlich das Gefühl aufgehoben, getragen und geborgen zu sein in einem tieferen Grund.

Man kann das Leben als ein Forschungsprojekt betrachten. Jeder Mensch, der dazu bereit ist, kann sich wie ein Wissenschaftler auf die Suche danach begeben, welche Strukturen in ihm nicht dienlich sind und welche sich (beinahe) zwangsläufig in unguten, ungeordneten körperlichen Strukturen organisieren.

> Das Leben ist eine Einladung, sich auf eine Forschungsreise zu begeben:
> Wie kann ich mein Leben glücklich (und gesund) leben?

Wenn wir uns diese Frage stellen, stoßen wir automatisch auf eine weitere, nämlich: Was tue ich, um dies zu verhindern? Die Antwort können tiefe Lern-, oder besser gesagt, Erkennungsthemen einer Seele sein, die in Traumata, Verletzungen oder schwerwiegenden Erlebnissen wurzeln.

Um sie würdigend zu transformieren, können verschiedenste Erkenntniswege, therapeutische Ansätze, heilende und lösende Methoden hilfreich sein. Welchen Weg ich wähle, ist ganz allein meiner persönlichen Spur und meiner Eingebung, meinen eigenen Impulsen anzuvertrauen.

Lichtheilung hilft in jedem Falle, mit Liebe auf sich selbst zu schauen und zu erkennen: Mit mir ist alles richtig.

Mit Liebe auf die inneren Strukturen zu schauen und zu erkennen, wie wenig dienlich manche mir sind, ist in jedem Fall ein heilsamer Weg. Auch wenn solche eingeschliffenen Muster mir als Kind eine gute Stütze waren, um seelisch-emotional zu überleben, oder um mich vielleicht auch körperlich vor Übergriffen der Erwachsenen zu schützen – heute schränken sie mich in meiner freien Lebensgestaltung ein und bewirken körperliche Verengungen und Unpässlichkeiten. Mit Liebe auf sie und auf sich selbst zu schauen ist das A und O, es ist der Schlüssel, der uns die Tür öffnet zu unserem tiefen Wesen.

Wenn Sie mögen, können Sie dies nun mit mir gemeinsam vollziehen und sich für das öffnen, was in Ihnen darauf wartet, angeschaut zu werden.

Wir beginnen, indem wir uns selbst von außen betrachten. Wir sehen die verkrusteten Strukturen in unserem Denk- und emotionalen System, wir spüren, was in unseren Körpersystemen an schlimmen, einschränkenden Erlebnissen hängen geblieben ist, und würdigen all das mit dem Satz:

Alles, was war, ist genauso gewesen.

Wiederholen Sie diesen Satz mehrmals laut.

Merken Sie wie heilsam diese würdigende Sicht auf sich selbst und die Dinge ist? Automatisch werden die Dinge, die geschehen sind, neutraler und rücken in die Ferne. Nun lassen wir sie an der Peripherie unseres Seins stehen, während wir unseren Blick nach innen wenden und spüren, wie gut und aufgeräumt und wohlgeordnet es im Grunde in uns ist. In liebevoller Achtsamkeit für uns selbst gehen wir tiefer und tiefer und noch t i e f e r mit unserer Aufmerksamkeit, lassen uns immer weiter nach innen fallen und werden uns gewahr, wie das Licht der Lichter in uns strömt. Ihn zu schauen, den tiefen Seinsgrund, der in uns ruht, ist wie eine Offenbarung. Wir öffnen ein Tor in uns selbst hinein, in den ewigen Seinsgrund, der in uns ruht wie ein stiller See. Ruhig. Potent. Voller Kraft.

Aus diesem Seinsgrund heraus werden alle Möglichkeiten geboren. Die verkrusteten, unseren Körper und unser Leben einschränkenden Möglichkeiten, wie auch die offenen, freien, weiten, gut und leicht fließenden Optionen unserer Lebens- und körperlichen Gestaltung. Beides ist möglich. Beides wurzelt im gleichen Seinsgrund.

Da das so ist, haben wir die Wahl, uns mehr und mehr zu öffnen für das, was ganz natürlich geboren werden will. Es ist, als ob die chronisch verkrusteten Strukturen (emotionale, gedankliche, körperliche oder die Art unseres Verhaltens betreffende Strukturen) an unsere innere Tür klopfen und uns auffordern, die Tür nach innen zu öffnen, zu unserer Lichtquelle. Eine Offenbarung, mit der wir uns neu sehen, im eigenen Licht, und unser tiefes Wesen erkennen, mit dem alles in Ordnung ist.

Es braucht ein wenig detektivischen Spürsinn, um den ursächlichen Verhinderern meiner chronischen Gesundheit (welche in mir angelegt ist) auf die Spur zu kommen.

Haben Sie Geduld. Und bleiben Sie dran. Liebevoll.

Welche persönlichen Themen mit einer chronischen Krankheit verknüpft sind, ist ganz individuell und sollte wertschätzend geachtet werden. Es ist immer eine Schönheit und mitfühlende Berührung in alldem. Lassen Sie sich anrühren von Ihrer inneren Schönheit und der tieferen Seinsquelle, die entdeckt werden will.

Hinter all den mentalen, emotionalen Verhaltensmustern, die zu einer chronischen Erkrankung führen, schlummert im Grunde eine tiefe Angst, die Angst, auf irgendeine Weise nicht gut genug, liebenswert genug, oder ausreichend gerüstet zu sein für die Anforderungen des Lebens. Oder auch die Angst, ohne innere Heimat, allein und verloren zu sein und darüber gar das Leben zu verlieren. Mit Selbstliebe lässt sich der Genesungsweg beschreiten, sie reicht diesen Ängsten ihre Hand. Und Selbstliebe und göttliche Liebe sind eins.

So sind oft die Menschen chronisch krank, denen es aufgrund von tiefer liegenden Ängsten schwerfällt, Ihre Selbstliebe zu entwickeln und zu pflegen und die Überzeugung in ihrem Inneren zu verankern, die da lautet: Ich bin in Ordnung, so wie ich bin. Was in dauerhafte Un-Ordnung geraten ist bei chronischen Erkrankungen, ist das Gewahrsein der eigenen inneren Ordnung und der Selbstliebe, die allen Grund hat, da zu sein.

Chronisch Kranke oder besser gesagt, dauerhaft falsch Informierte können ihren Genesungsprozess unterstützen, indem sie sich klarmachen: Ich bin in Ordnung.

Damit erhält die heilende Seele den Impuls, ihre natürliche Ordnung wieder mehr zu aktivieren, indem sie ihr Licht *in alle* Bereiche strahlen lässt. Die Vorbedingung dafür ist unsere innere Entschlossenheit: Ich lasse meine gute Ordnung Raum nehmen. Ich bin in Ordnung und ich lasse diese Ordnung Raum nehmen in mir.

Das ist der Zugang zur Selbstheilung. Ich bin im *Ein*klang mit mir. Es braucht keinen Z*wei*klang zwischen mir, der/die ich vollkommen in Ordnung bin, und dem, was ich über mich denke. In mir ist lediglich meine innere Kommunikation in Un-Ordnung geraten: mein Blick auf mich selbst, meine Gedanken und Gefühle zu mir selbst, das Bild, das ich mir von mir selbst gemacht habe, stimmte nicht mit dem überein, der/die ICH BIN.

Ich kann auf mich schauen und sehe: Ich bin richtig. Ich habe allen Grund zur Selbstliebe.

Das Mitschwingen mit der eigenen heiligen Ordnung; das Selbstverständnis für die eigene schöne, liebenswerte Person ist in Vergessenheit geraten, ist überlagert worden durch Einflüsse von außen, durch belastende Erfahrungen oder durch Achtlosigkeit mit mir selbst.

Durch die Selbstliebe – durch die positiven Gedanken zu mir selbst – kann ich mitschwingen in meiner vorhandenen inneren Ordnung. Die Gedanken, die ich mir zu mir selbst mache, und meine Seele schwingen dann quasi im Gleichtakt.

So entsteht Kohärenz. Und Gesundheit.

Wenn wir zurückfinden wollen in das Mitschwingen mit uns selbst, unserem heil(ig)en inneren Licht, dann ist es nötig, dass wir uns uns selbst zuwenden, sozusagen eine zarte Liebesbeziehung mit uns selbst beginnen. Das ist heilsam. Weil wir wieder in EIN-klang kommen mit dem, was wir im Kern sind: gesund.

Auch an chronisch erkrankte (irritierte) Menschen richten die geistigen Brüder und Schwestern ein direktes Wort:

Macht Euch nicht verrückt. Ihr seid nicht falsch. Setzt Euch nicht unter Druck. Und seid nicht trübe ob Eurer Krankheiten, auch wenn sie Euch viel Lebenskraft gekostet und viele Eintrübungen bedeutet haben.
Ihr seid richtig.
Wie jeder, der dieses Buch liest. Wie jeder, der auf dieser Erde wandelt.
Ihr könnt gar nicht richtiger sein, als Ihr seid.

Nehmt das zur Ausgangsbasis. Und wie es dann weitergeht, ist ganz pragmatisch. Ihr könnt die Lichtmeditation (Kap. III) machen, wenn Sie Euch zusagt, um Eure Körperstrukturen zu öffnen und durchlässig zu machen für Euer heilendes Licht. Und vor allem könnt Ihr der Selbstliebe wieder Raum geben, denn mit der Selbstliebe hapert es ja bei den meisten von Euch.
Und dazu muss man nicht mal chronisch krank sein; die unter dem Deckel gehaltene Selbstliebe ist schleichend und verdeckt in vielen da. Nicht nur chronische Shoppingtouren oder zu viel Zeit, die Ihr der Arbeit widmet, auch andere Ablenkungsmanöver zeigen, dass Ihr Euch nicht wirklich auf Euch einlassen und Euch selbst liebevoll zuwenden mögt. Ihr verpasst darüber eine Begegnung mit dem, was Ihr wirklich seid.
Also, wenn Ihr Euch unterstützen wollt, egal, wie Ihr zur Zeit drauf seid, könnt Ihr einen Lichtabdruck setzen zwischen Euch und Eure oftmals nicht nährenden Gedanken über Euch selbst. Das ist im Abschnitt »Wie sie einen Lichtimprint für die Selbstliebe setzen« (S. 199) beschrieben.
Doch als Soforthilfe könnt Ihr Euren Kopf, den Ort also, wo sich Eure trübenden (nicht un»sach«gemäßen, sondern) un»mensch«gemäßen Gedanken tummeln, gleich mal in eine Lichtwaschanlage stecken.

Übung Lichtwaschanlage – Soforthilfe bei trüben Gedanken

Sollte wieder mal ein düsteres Gedankenknäuel sein Unwesen in Ihrem Kopf treiben, dann hilft es, sich vorzustellen, den Kopf in einer Lichtwaschanlage zu baden. Um Ihr Auto zu reinigen, fahren Sie ja auch durch eine Waschanlage. So können Sie sich vorstellen, wenn es allzu verknäuelt ist in Ihrem Kopf, diesen in eine Waschanlage zu stecken, welche mit dem hellen Licht der höchsten Liebe reinigende Strahlen aussendet und Ihren Kopf durchtränkt. Einfach nur mal den Kopf reinhalten und ihn vom göttlichen Licht umspülen lassen.

Stellen Sie sich vor, wie Ihr Kopf in dieser Fülle der hellen Strahlen des liebenden Lichtes ruht und Sie ihn genüsslich durchfluten lassen.

Sie werden sehen, im Nu fühlen Sie sich anders. Der Kopf wird wohltuend leer und frei. Und Sie werden erstaunt sagen: Was war denn das eben?! Das wurde meiner inneren Struktur, meiner von sich aus lichten Natur ja gar nicht gerecht.

Sie und Ihr Kopf sind nun frisch und gereinigt, um die Dinge neu, neutraler, offener, freudiger und mit beherztem Mut anzugehen.

Je mehr Sie sich mit der Lichtstruktur Ihres Körpers vertraut machen, zum Beispiel indem Sie die Lichtmeditation machen, desto mehr werden Sie die Helligkeit Ihrer Gedanken und Gefühle spüren, das heißt Sie werden ganz beiläufig bemerken, wie hell oder düster Ihre inneren Worte sind.

Wir alle kennen den inneren Kritiker in uns, der nur allzu oft kommentiert: Da warst du wieder nicht gut genug. Das hat wieder nicht gereicht. Jenes hättest du anders machen sollen. Hier hättest du noch mehr ... usw.

Sie werden die Helligkeit beziehungsweise Düsternis Ihrer inneren Worte wahrnehmen. Kaum dass sie gedacht sind, wird Ihnen auffallen: ...das war ja jetzt gerade nicht sehr hell! Und Sie werden wissen: Das passt gar nicht zu meiner inneren natürlichen Lichtstruktur! Solche Worte werden mir überhaupt nicht gerecht!

Und schon werden Sie leer und machen Raum für helle Gedanken, die für Sie stimmig sind und die mit Ihrem wunderbaren menschlichen Wesen übereinstimmen.

Was ist mit Menschen, die schon (chronisch) krank auf die Welt kommen?

Hier gilt es, eine ganz besondere Geschichte zu berücksichtigen. Menschen haben ein Vorleben, die Seele hat ein VOR-SEIN, bevor sie inkarniert und in einen menschlichen Körper Einzug hält, um sich auf diese Weise einzigartig ausdrücken. Wichtig ist, ob meine Gedanken und Gefühle in Einklang kommen können mit meiner feinen Seelenschwingung, auch wenn ich als Kind »krank«, das heißt in einer körperlichen Un-Ordnung auf die Welt gekommen bin. Meine Seele ist genauso leuchtend und heil wie die Seele jedes anderen und damit auch jedes »gesunden« Menschen, der körperlich keine Stelle hat, die in Un-Ordnung geraten ist. Statt die ungewöhnliche Informationsstruktur an der »kranken« Körperstelle zu beachten, ist es heilsam, das Licht in jedem Menschen strahlen zu sehen. Es ist das gleiche *eine* Licht, das jeden durchströmt. Wir haben alle denselben lichten Migrationshintergrund. Denken wir an die G-Welle, von der jeder Mensch nur ein individueller Abzweig ist.

Was die persönliche (oder eher transpersonale) Geschichte jener Seele anbelangt, die in einen kranken Körper inkarniert ist, so ist hier einem individuellen Weg tiefste Achtung entgegenzubringen. Wie kann eine Seele den Mut haben, in einem »vor«belasteten Körper zu gehen, zu wohnen? Das ist schon erstaunlich. Wir sollten diesen Menschen höchsten Respekt zollen. Vielleicht verändert sich auch hier unser Blick, wer weiß?

Das DA SEIN hat (k)einen Zweck.

Wir sind einfach als lichtvolle Seele da und haben die Chance, aufgrund des Mitgefühls für chronisch krank geborene Menschen ein Miteinander zu leben, das es wert ist, uns alle zu achten für das was wir sind: leuchtende Wesen, die vollkommen in Ordnung sind.

Jede Seele will sich mitteilen in ihrem Licht. Das tut sie, egal, ob sie in einem »kranken« (anders als gewöhnlich informierten) Körper oder in einem »gesunden« Körper wohnt.

Wie eine Heilsitzung abläuft

Selbstheilung geschehen lassen

Wir können uns jederzeit mit unserem eigenen Seelenlicht heilen.

Dazu können wir uns das Folgende bewusst machen:

Mein Körper wird bewohnt von meiner heilen, wundervollen, immerwährenden Seelenfrequenz; diese Schwingung ist imstande, meine Körperstrukturen wieder zurechtzurütteln. Die inneren materiellen Gefüge werden sortiert in die ursprüngliche Ordnung, in das Original hinein.

Der klangvolle Text der Meditation ist eine Lichtsprache, welche das Licht meiner Seele gezielt anspricht und sie anregt, die körperlichen Strukturen an ihre Urordnung zu erinnern.

Das Licht meiner Seele kann meine physische Existenz durchstrahlen, alle Körperfunktionen, Strukturen und Organe durchlichten und sie dadurch wieder an ihre eigene natürliche Ordnung erinnern.

Seelenlicht ist göttliches Licht.
Ich bin HEIL
wie alles, was existiert,
HEIL IST.

Mich in diesem natürlichen, göttlichen Lichtfluss zu visualisieren, der alles durchströmt, der nicht von außen kommt, sondern in mir strömt, das ist heilsam. Wellen der Liebe durchströmen mich, durchwogen meine physischen Strukturen. Ich bin ein von Liebe und göttlicher Ordnung durchwebtes Lichtgewebe. Ich bin von Liebe und göttlicher Ordnung durchwebt und bestens strukturiert.

Das alles erfahren Sie in der folgenden Lichtmeditation.

Wie Sie die Selbstheilung vollziehen

Wenn Sie möchten, halten Sie Ihre Erlebnisse während der Lichtheilungspraxis schriftlich fest. Später wird Sie die Lichtheilung nur noch einen kurzen Gedanken kosten, wie die Erfahrungsberichte zeigen, doch für das anfängliche Üben sind die schriftlichen Notizen sehr unterstützend. Im Anhang steht Ihnen dafür ein Protokoll zur Verfügung.

Notieren Sie darin kurz Ihr gesundheitliches Problem, das heißt, wo und seit wann Sie welche Beschwerden haben. Benennen Sie auch: Was ist mein Ziel? Was möchte ich wieder können? Wie möchte ich mich wieder fühlen?

Formulieren Sie dies in dem Wissen, dass der gewünschte Zustand in Ihnen angelegt ist, auch wenn es sich in der letzten Zeit vielleicht überhaupt nicht so für Sie angefühlt hat.

Ihre Seele kennt Ihre gute, natürliche physische Ordnung, in ihr ist ein Pool mit den Informationen über alle wohlgeordneten Strukturen vorhanden. In der Meditation schenken Sie diesem heilen Licht wieder Aufmerksamkeit und Zuwendung. Die kranke, schmerzende Stelle wird durchflutet von Ihrem Licht. Und Ihre ureigenen, heilen lichtinformierten Ordnungsstrukturen können so wieder Raum einnehmen in Ihnen.

Wenn Sie mehrere Beschwerden haben, werden alle von Ihrer Lichtbehandlung profitieren. Doch greifen Sie bitte zu Beginn *ein* Anliegen heraus, das Sie dann über vier Wochen fokussieren.

Lesen oder hören Sie den gleich folgenden Meditationstext in der Lichtsprache einmal am Tag, am bestens morgens.

Und bitte: Versuchen Sie dabei nicht, etwas richtig zu machen oder gar sich anzustrengen: Lassen Sie einfach die Energie der Worte und die Energie hinter den Worten auf sich wirken, alles passiert von allein, ohne Ihr Zutun.

Lichtmeditation zur körperlichen Heilung – Einstimmung in die Selbstheilung

Stimme dich ein an einem ruhigen, sauberen, aufgeräumten Ort, an dem du dich wohlfühlst. Allein das ist schon ein Akt der Selbstheilung, weil er aus der Selbstliebe kommt. Also, lass dich dort nieder im Sitzen, Stehen, oder gegebenenfalls auch im Liegen. Stimm dich ein in dein Inneres und rezitiere die ersten beiden Sätze jeweils drei Mal (laut oder leise) und fahre dann fort:

Ich bin.
Ich bin.
Ich bin.

Ich bin das Licht.
Ich bin das Licht.
Ich bin das Licht.

Licht ist mein Sein.
Ich bin Einssein
mit dem EINEN
Licht.

Ich bin göttliche Schöpfungskraft,
Licht und Liebe.
Licht
in seiner höchsten Frequenz der Liebe
durchströmt mich.

Das ist meine,
unsere Seinsnatur.

Ich bin das Licht.
Ich bin pures, reines Licht.

In dieses göttliche Licht
bin ich mit meiner (personalen) Seinsstruktur getaucht.

Fahre fort mit der Selbstheilung:

Heilung geschieht, weil sie aus dem Herzen kommt.

Verbinde Dich mit Deinem Herzen.
Besuche den Innenraum Deines Herzens,
indem Du atmest,
in Dein Herzchakra hinein,
ein und aus.

Lass Deinen Atem
durch und in
das Herzchakra
strömen,
ganz frei,
wie es Dein natürlicher Atemfluss
vorsieht.

Lass es einfach geschehen
als Beobachter,
der das Licht
als seinen Atemstrom
mit feiner Faszination und Zuwendung
beobachtet.

Wie schön, dass es diesen Atem gibt!

Wie fühlt er sich an?
Welche Qualitäten birgt er in sich?
Nimm sie wahr!

Das Herz und der Atem werden EINS.
Ich bin durchpulst von meiner ewigen Frequenz.

Merkst Du, wie der Raum sich öffnet in Dir?
Wie es weit,
tief,
kraftvoll
(ge)wahr wird in Dir,
das, was Du bist?

Bekenne Dich
mit Deinem Bewusstsein
und vollem Unterbewusstsein
zu der Idee,
der wahren Idee:

Ich bin heil
und verbinde mich
jetzt
mit meinem
inneren
natürlichen
allseits
gesunden, präsenten Licht.

Ich öffne mich und meinen Körper für die Heilung
die ich bin.

Ich bin da,
und es ist m*ein* Licht,
das mich durchströmt.

Ich leite es bewusst,
an die Stelle,
die schmerzt,
irritiert,
entzündet,
behindert,
blockiert,
einengt,
die verletzt,
operiert,
genäht
oder … was auch immer … ist.

Mein Licht ist präsent
da, wo es gebraucht wird,
wo ich der Heilung bedarf.
Ich bin heil.
Mit jedem Atemzug,
der mich durchströmt,
wird Licht
in die jeweilige Stelle gelenkt,
den Ort in meinem Körpersystem,
der diese heile(nde) Frequenz
benötigt.
Es ist Licht
vom höchsten,
vom EINEN
L*ich*t.

Ich bin das:
heil und gesund.

Das heilende Licht
nimmt Raum in mir.

Ich lasse geschehen.
Die Heilung geht vonstatten,
während meines Zuschauens.

Ich schaue auf mich und
mein Licht
bei der Heilung durch *mEIN* Licht.

Zeitloses, ewiges Licht
durchpulst mich,
durchströmt mich,
hält mich am Leben,
ist mein SEIN.

Ich bin
das
ewige
Licht
des
EINSSEINS.

Ich bin in Ordnung.

Es gibt mich.

Licht
ist meine Urstruktur.

in der ich zu einem Körper
ausgeformt bin.

Ich bin mein SEIN.

Licht
ist meine Urstruktur
in der ich zu Hause bin.

(Zum Abschluss wiederhole noch einmal das Einstiegsritual von Seite 100.)

Erfahrungsberichte

Jede Krankheit kann aus dem inneren Licht geheilt werden. Wenn wir uns ihm liebvoll zuwenden, strahlt es alle guten, natürlich geordneten Informationen auf Wellen in unseren Körper ab. Wir können alle gestörten Prozesse, Symptome und irreleitenden Gedanken aus dem Körper spülen, sobald wir uns auf unser inneres Licht besinnen.

Genau das tat auch Jochen, ein 56-jährige Arzt, der seit einem Jahr Schmerzen in der rechten Schulter und im rechten Daumen hatte. Seine Beweglichkeit war eingeschränkt, die Schmerzen plagten ihn nachts beim Liegen und tagsüber beim Schreiben und Ausüben seines Berufes.

In der vierten Woche seiner Meditationspraxis notierte Jochen: »deutliche Befundbesserung; sehr zufrieden, Schulterbeweglichkeit deutlich besser; alles beweglicher, entspannter«, »merke ganzen Tag keinen Schmerz«. Im Verlauf der vorangegangenen drei Übungswochen hatte er festgehalten: »fühle Leichtigkeit im gesamten Körper; fühle Druck, Ziehen in rechter Schulter, ›es arbeitet‹; Gefühl der intensiven Angebundenheit, Glücksgefühl; Gefühl der Freude und Liebe; gesamter Körper in Licht gehüllt; Tränen, Berührtsein, Wärme, Kribbeln.«

Die Lichtmeditation ist immer wirksam. Ob bei sogenannten schwerwiegenden oder vermeintlich unheilbaren Erkrankungen oder bei Verletzungen, Störungen des Immunsystems, des Verdauungsapparates, bei eingeschränkter Organfunktion, Knochenbrüchen, Beschwerden des Gelenkapparates, der Muskeln, Sehnen, bei Stoffwechselkrankheiten und vor allem auch bei psychosomatischen Beschwerden. Alles kann aus dem eigenen Licht heraus geheilt werden. Nichts ist davon ausgenommen.

Dies zeigt auch das Beispiel von Sabine, einer 49-jährigen Unternehmerin. Der Wandel hatte sich schon anderthalb Jahre zuvor angekündigt, doch nun zeigten sich die Wechseljahresbeschwerden immer deutlicher und wurden belastender. Ihre Periode kam alle zwanzig Tage, manchmal sogar schon nach zehn Tagen. Das machte Sabine mürbe, denn begleitet waren die kurzen Zyklen von einem starken Ziehen im Unterleib um den Eisprung herum und von deutlichen Schmerzen vor der Periode. Hinzu kamen Unausgeglichenheit und emotionale Empfindlichkeit – mit einem Wort: Sabine fühlte sich innerlich derangiert und ganz und gar nicht in ihrer Mitte. Bei jeder Kleinigkeit, die nicht ganz rund lief, hätte sie weinen können. Gleichzeitig war Sabine irritiert über ihre Überempfindlichkeit, die sie so von sich nicht gewohnt war und die es ihr und ihrem Partner nicht leicht machte. Es zog ihr Energie ab und sie musste innerlich viel Kraft aufbringen, um den Alltag zu meistern.

Auch über den kurzen Zyklus war Sabine verzweifelt, weil er ihr kaum eine Zeitspanne ließ, in der sie sich normal und wohlfühlte. Hinzu kam, dass sie sich oft wie eine Wurst in der Pelle vorkam, aufgestaut, prall und dralle Beine, sicherlich durch Wassereinlagerungen.

Sabine machte die Lichtheilungsmeditation über einige Wochen.

Nach kurzer Zeit war sie beschwerdefrei. Ihr Zyklus lag nun bei etwa dreißig Tagen, war also ideal, die Periode kam problemlos und ohne Schmerzen. Die Brust spannte nicht mehr, und auch die Schmerzen und das leidige Ziehen im Unterleib waren verschwunden. Ihr ganzes Körpergefühl war wieder ein anderes. Die Beine und Fesseln wurden wieder schlank, und Sabine war sehr zufrieden und fühlte sich wohl.

Doch dann trat eine neue Beschwerde auf: Nach dem Ende einer nun normalen Periode tröpfelte etwa zehn Tage lang immer noch Blutsekret nach. Das nervte und beunruhigte Sabine. So fragte ich bei meinen Brüdern und Schwestern im Licht nochmals nach, ob wir etwas übersehen hätten beziehungsweise was noch zu berücksichtigen sei. Sie sagten für Sabine:

Glaube Dir.
Glaube Dir.
Glaube Dir.

Du glaubst in der Tiefe nicht, dass Du es bist:
HEIL und gesund.

Sabine möge sich, so wurde mir weiter gesagt, den Satz *Es ist vollbracht* wie ein Wasserzeichen hinter dem Meditationstext vorstellen. So könne diese Information immer mitschwingen, während sie den Text lese. Zeitgleich beim Lesen der Lichtmeditation dachte sie nun also den Satz *Es ist vollbracht.*

Es ist vollbracht.
Es ist vollbracht.
Es ist vollbracht.

Nach zwei bis drei Tagen waren ihre Beschwerden völlig verschwunden. Seither dauert ein Zyklus manchmal auch über hundert Tage, das heißt, Sabine geht in der aktuellen Phase schön der Menopause weiter entgegen.

Diese Geschichte erinnert mich an den Indianer, der sagte, es gehe nicht darum, für den Regen zu beten, sondern der Regen zu sein. Der Wissenschaftler und Autor Gregg Braden berichtet darüber: »Es war während einer extremen Dürreperiode im Wüstenhochland des nördlichen New Mexico, als mich mein indianischer Freund David zu einem uralten Steinkreis mitnahm, um ›Regen zu beten‹. Langsam faltete er seine Hände in einer betenden Geste vor seinem Gesicht, schloss die Augen und verharrte völlig regungslos. Nach nur wenigen Augenblicken nahm er einen tiefen Atemzug, öffnete die Augen, um mich anzusehen, und sagte: ›Lass uns gehen. Unsere Arbeit hier ist getan.‹ Ich war überrascht, wie schnell sein Gebet angefangen und geendet hatte. ›Was, jetzt schon?‹, fragte ich. ›Ich dachte, Du würdest für Regen beten.‹ ›Nein‹, antwortete er. ›Ich sagte, ich werde Regen beten. Wenn ich für Regen gebetet hätte, könnte mein Gebet nie in Erfüllung gehen. Wenn wir darum bitten, dass etwas geschehen soll, geben wir den Dingen Macht, an denen es uns mangelt. Gebete für die Heilung stärken die Krankheit, Gebete für den Regen die Dürre. Indem wir ständig um das bitten, was wir haben möchten, geben wir ausschließlich den Dingen, die wir ursprünglich ändern wollen, mehr Macht.‹«[51]

So wie der Regen als Möglichkeit bereits in uns ist, so müssen wir auch das Heilsein nicht herbeibeten, weil es bereits in uns ist. In der Meditation gebe ich ihm einfach nur Raum; oder, anders ausgedrückt: Ich stelle mich ihm nicht in den Weg.

> Du selbst bist die Verstärkung oder der Dimmer deines eigenen Lichtes.
> Du selbst bist die Verstärkung dessen, was du erlebst.

51 Gregg Braden in: *happinez,* S. 30, Nr. 1, 2014.

Unsere geistigen Brüder und Schwestern sagen uns dazu:

> Das Licht ist HEIL.
> Und da wir Licht sind, sind wir heil.
>
> Eure ursprünglichen, heilen Lichtmuster sind in Euch zu finden. Macht Euch das immer bewusst, wenn Ihr an Eure Heilung denkt. Ihr seid gesund. Das Licht in Euch ist vollkommen. Macht Euch das immer bewusst. Da Ihr keine Struktur sein könnt, der es an Licht mangelt, seid Ihr vollkommen.
> Und da Ihr keine Struktur sein könnt, die nicht durch Licht informiert ist, seid Ihr immer und überall, in jeder Hinsicht und an jeder Stelle das Licht. Der Mensch ist eine vollkommene lichtdurchtränkte Struktur. Nichts anderes kann er sein.

Natürlich müssen wir nicht bei jeder kleinen körperlichen Irritation oder Störung gleich eine Lichtmeditation machen. Denn oft heilen wir uns im Alltag unbewusst – durch eine Begegnung mit einem Freund, einer Freundin, einem Kollegen, durch eine spontane Umarmung, eine Unterhaltung, eine Aussprache, ein Lächeln, ein aufmunterndes Wort, einen Knuff in die Seite. All das kann die Dinge wieder in Schwung bringen, in eine andere Ordnung.

Oft hilft auch ein Witz, ein herzerfrischendes Buch, ein ulkiger Film, ein spontaner Flirt mit dem Tankwart, der Tanz zur Lieblingsmusik, die allwöchentliche Chorstunde, ein gemeinsam genossenes Essen ... *Alles, was uns guttut,* sind heilsame Wellen. Sie vermeiden, dass eine flüchtige, störende Information sich in unserem Körpergeflecht festsetzt, manifestiert und zur Entität, sprich, zum Symptom wird.

Und sollten dennoch zwischendurch einmal körperliche Beschwerden auftreten, so steht uns auch der Licht-Quickie zur Verfügung, egal, wo wir sind. Der Licht-Quickie ist eine pragmatische Kurzform der Lichtmeditation.

Weitere pragmatische Anwendungsformen der Lichtheilung

Der Licht-Quickie – Lösung akuter körperlicher Beschwerden

Wie Sie den Licht-Quickie anwenden, will ich Ihnen anhand des folgenden Erlebnisses erläutern:

Neulich war ich im Wald joggen. Ich hatte gerade meinen Rückweg angetreten, wobei ich jedoch noch eine gute Strecke bis zu meinem Auto zurückzulegen hatte, als es bei jedem Auftreten mit dem linken Fuß in meinem Rücken schmerzend stach. Uuii, das war unangenehm. Wenn das anhält, so wurde mir klar, wird der Rückweg äußerst mühsam, womöglich kann ich ihn gar nicht selbst laufen. Da ich kein Handy dabei hatte, hätte ich niemand um Hilfe bitten können. Also erinnerte ich mich an meine Seele mit den ureigenen, gesunden Lichtinformationsstrukturen, die ja in mir angesiedelt sind, die ich, wie jeder Mensch, ja immer dabei habe. Ich setzte mental den Impuls, dass mich mein heiles Licht im Fuß und Rücken durchströmte und ausfüllte, ich entsandte also mein ureigenes Licht an die schmerzende Stelle. Der Schmerz war sofort weg, und nach zwei weiteren Atemzügen konnte ich meinen Weg locker und leichtfüßig fortsetzen.

Und, sind Sie immer noch skeptisch? Das kann ich bestens verstehen, auch ich habe lange Zeit immer wieder gezweifelt – *kann das wirklich sein?* – und bin zurück in meine alten eingeschliffenen Denkgewohnheiten gerutscht. Die folgende Geschichte ist ein gutes Beispiel dafür:

Schon ein paar Monate hatte ich beim Yoga starke Schmerzen in der rechten Leiste. Ich konnte das rechte Bein im Schneidersitz gar nicht Richtung Boden führen, meine Beweglichkeit war stark eingeschränkt, alle grätschenden Haltungen taten weh, und ich konnte sie nur wenige Sekunden halten. Auch beim ganz normalen Gehen hatte ich mir eine Schonhaltung angewöhnt, belastete die Beine ungleich und verdrehte die Hüfte ein wenig, um den bisweilen auftretenden ziehenden Schmerz zu vermeiden. Ich dachte: Na ja, irgendwann musst du mal zum Arzt gehen, dass der danach schaut. Vielleicht hast du ja einen Schiefstand der Hüfte oder Ähnliches.

Das dachte ich, während ich dieses Buch schrieb (!) – so viel zur Gewohnheit meiner eingeübten Denkmuster, die einfach immer wieder präsent sind, auch wenn ich mich seit etwa 20 Jahren mit der geistigen Welt beschäftige. Wir sind einfach, was unsere Sicht auf die Wirklichkeit betrifft, durch unsere Erziehung und Bildung anders konditioniert worden. Wir nehmen die Welt in einer bestimmten (eingeschränkten) Weise wahr.

Zum Glück erinnerte ich mich an die Lichtheilung und sandte einen Heilstrahl in die rechte Leiste, den Bereich, der die Beschwerden machte. So bat ich meine Seele, ihre heilende Information darüber, wie es ist, wenn es gut ist, auf ihrem Licht dorthin zu entsenden. Das kostete mich nur wenige Sekunden mentaler Aufmerksamkeit – ein Licht-Quickie eben. Doch danach war es deutlich besser. Skeptisch überprüfte ich es in den folgenden Stunden noch einmal und spürte an die vormals schmerzende Stelle, wieder mit derselben Bitte. Der Schmerz war verschwunden. Die Beschwerden, die sich über mehrere Monate hingezogen hatten, waren weg. Und sie blieben es auch. Seither bin ich wieder voll beweglich, kann sämtliche Haltungen im Yoga mühelos ausführen und habe auch beim Gehen keine Einschränkungen mehr.

Manchmal denke ich, das Leben schickt mir die eine oder andere körperliche Erkrankung, damit ich Kontakt aufnehme mit dem Licht – der Wirklichkeit hinter der fassbaren Realität. Und damit ich ausprobiere, wozu es imstande ist, und mitbekomme, was hier wirklich passiert. Heilung aus dem Nichts. Aus dem Seinsgrund.

Zu meiner Ignoranz fällt mir ein Zitat ein – leider weiß ich nicht, von wem es stammt: »Da flehen die Menschen die Götter an um Gesundheit und wissen nicht, dass sie die Macht darüber selbst besitzen.«

Na, und Sie? Sind Sie noch immer skeptisch? Da kann ich Sie beruhigen. Das ist normal. Wir haben einfach *so viel* über die materielle und *so wenig* über die geistige Komponente unserer Lebenswirklichkeit gelernt, dass es normal ist, wenn wir uns der zweiten Seite der Medaille nur mit Vorsicht und Skepsis nähern. Meiner Erfahrung nach ist das Einzige, was hilft, ist, es selbst auszuprobieren. Sonst werden Sie immer nur etwas *glauben* oder *nicht glauben,* es aber nie *wissen*.

Den Licht-Quickie bei akuten körperlichen Beschwerden ausführen

Bei akuten Beschwerden und in Situationen, in denen Sie die Lichtmeditation nicht dabeihaben, können Sie den Licht-Quickie machen. Dazu senden Sie einfach das Licht Ihrer Seele mit den Informationen der guten, natürlichen Ordnung an die betreffende Stelle. Automatisch werden Ihre Seelenstrahlen diese Informationen genau dorthin transportieren, wo sie gebraucht werden.

Sagen Sie dazu einfach:

Meine geliebte Seele, bitte sende deine Heilstrahlen an … (die Stelle, die schmerzt oder irritiert ist).

Ich weiß, dass deine Strahlen mit den heilenden Informationen darüber, wie es gut und natürlich ist, die Situation lösen und entspannen. Ich kann zuschauen, wie mein Licht aus der Seele in die entsprechende Stelle strömt, die natürlichen Prozesse in Gang setzt und die Stelle in Ordnung bringt. Es ist heil. Es heilt mich mein Licht. Ich bin göttliches Licht und in bester Ordnung.

Gewesenes und Zukünftiges durchlichten

Hatten wir einen Unfall oder eine Erkrankung und daraufhin eine Operation, so ist es heilungsunterstützend, wenn wir in unserer Meditation zusätzlich sagen und verinnerlichen:

> Ich durchlichte alles Gewesene.
> Ich durchlichte alles Zukünftige.

Insbesondere in bedrückenden oder furchteinflößenden Situationen, die wir in Krankenhäusern, in Kontakt mit Ärzten und Therapeuten erfahren und bei allen Erlebnissen, die uns einen Schrecken eingejagt, uns verstört, oder uns in irgendeiner Weise Angst, Kummer und Sorge bereitet haben, kann dies hilfreich sein.

Erinnern wir uns in diesem Zusammenhang an Petra, von der hier schon die Rede war. Sie war schlimm gestürzt und hatte sich komplizierte Brüche in den Beinen zugezogen. Nach zwei Operationen saß sie nun im Rollstuhl zu Hause und machte täglich die Lichtmeditation und die gerade genannte weitere Empfehlung der geistigen Welt. So führte sie sich einfach alles, was gewesen war seit dem Unfall, mit einem würdigenden Blick vor Augen. Sie ließ Momente der Angst, prägende Aussagen, einschneidende Erlebnisse und Ähnliches hochkommen und vorbeiziehen und bedachte alle Bilder und Eindrücke, die auftauchten, mit diesen beiden Sätzen.

Wie schon gesagt, konnte sie ihre Genesungszeit um zwei Wochen verkürzen – von sechs auf vier Wochen. Auch die den Heilungsverlauf begleitenden Schmerzen waren viel geringer gewesen als üblich.

Auch Sie können die beiden Sätze mit hinzufügen zu Ihrer Meditation, im Wissen, dass Ihr eigenes Licht, das Seelenlicht, die vergangenen und zukünftigen Erfahrungen durchlichtet.

Mit dem Satz *Ich durchlichte alles Gewesene* machen wir uns frei von allem Erlebten, von Prognosen, die wir gehört haben, von Gesprächen im Krankenhaus mit anderen Patienten, die sich oftmals um Krankheiten gedreht haben, und von allem Erlebten, das sich um die Erkrankung rankte.

Insbesondere bei Aussagen von Ärzten und medizinischem Fachpersonal zu Heilungschancen – gerade auch bei den sogenannten »schweren« Erkrankungen – kann dies sehr hilfreich, wenn nicht entscheidend sein. Ich mache mich frei von Aussagen, das heißt von Licht- und Informationsstrukturen, die *nur eine* Möglichkeit zulassen, und dabei können mir diese Sätze sehr helfen. Sie können auch noch hinzufügen: *Ich durchlichte alles Seiende,* wenn Sie sich mit beziehungsweise in einer Situation aktuell nicht wohlfühlen.

Aussagen über Heilungschancen, zu prognostizierten Krankheitsverläufen, zu einem erwarteten, eingeschränkten oder nicht zu erwartenden Gesundungsverlauf sind prägende Licht- und Informationsstrukturen, die einen nicht zu unterschätzenden Abdruck und Einfluss in unserem Körpergeschehen hinterlassen können.

Ein enger Bekannter von mir war an Magenkrebs (Stufe 4) erkrankt und hatte eine Operation, beinahe ein Jahr Chemotherapie und Rehabilitation hinter sich; die Nachuntersuchung zeigte gute Werte und keinerlei Metastasen, inzwischen fuhr er wieder regelmäßig 30 km Fahrrad und fühlte sich wohl. Auf die Frage, wie es nun um seine Heilungschancen bestellt sei, gab ihm sein Arzt die Antwort: »Die sind null.« Und dass seine Lebenserwartung nur noch wenige Wochen betrage.

Der Arzt sagte dies, obwohl man heute weiß, dass auch solche Fälle genesen können! Wie kann er wissen, dass nicht sein Gegenüber zu den Genesenden gehören wird?

Derlei Aussagen prägen, wenn wir sie ungefiltert übernehmen, unsere inneren Licht- und Informationsstrukturen und Prozesse.

Welche Wirkung mag ein solcher Satz auf das Immunsystem meines Bekannten und seine inneren Prozesse haben? Ganz abgesehen von seiner gedanklichen Fixierung, die bei solch einer Aussage ja nur natürlich ist. Er erwähnte, wie unglaublich schwierig es sei, sich im Kopf frei davon zu machen. Das Wichtigste ist, dass wir solch eine Information aus dem Körper kriegen beziehungsweise dass wir ihr erst gar keinen Raum im Körper geben.

Fixe Aussagen zu Krankheitsverläufen und zur Lebenserwartung halte ich insofern für nicht sinnvoll, als sie uns Menschen nicht gerecht werden, weil sie unsere Selbstheilungskräfte nicht adressieren. Außerdem versäumen sie, die Prinzipien des Lebens, so wie es eben funktioniert, zum Positiven, zum Konstruktiven zu nutzen. Damit will ich nicht sagen – und es ist mir wichtig, hier richtig verstanden zu werden –, dass ich die Arbeitsweise von Ärzten, die sich an Statistiken halten und ihre Patienten nach bestem Wissen und Gewissen aufklären und behandeln möchten, ablehne. Ganz und gar nicht. Ich achte Ärzte und ihre Arbeit sehr. Doch Aussagen wie die eben zitierte lassen einfach zu wenig Spielraum für die Möglichkeiten, die dem Leben innewohnen und die in unserer Lebendigkeit enthalten sind.

Wenn Sie jemals etwas Einengendes über Ihren zu erwartenden Krankheits- beziehungsweise Gesundungsverlauf gehört haben, möchte ich Ihnen den machtvollen Satz an dieser Stelle nochmals wärmstens ans Herz legen:

Ich durchlichte alles Gewesene.

Wie wichtig es ist, unseren ganz eigenen Weg zu finden und uns treu zu sein in unserer Seelenresonanz, zeigt auch der folgende Bericht:

Eine junge Frau war an Brustkrebs erkrankt und nun stand, nachdem er ein zweites Mal aufgetreten war, er also nach der ersten Operation und Chemotherapie wiedergekehrt war, die ganze

Prozedur noch einmal an. Sie unterzog sich der zweiten Operation und den im vierteljährlichen Rhythmus folgenden Nachuntersuchungen. Die Angst, was das Ergebnis der nächsten Kontrolluntersuchung wohl bringen würde, dominierte ihr ganzes Lebensgefühl. Eines Tages spürte sie, dass sie sich davon frei machen wollte, und entschied sich, ihren ganz eigenen Weg zu gehen. Sie wollte sich und ihr Wohlbefinden einfach nicht mehr abhängig machen von den Auswertungen und ihre Energie, einen Teil ihrer Gedankenkraft und Gefühle nicht länger auf diese unterschwellige, stets begleitende Sorge verwenden.

Sie entschloss sich, täglich Yoga zu praktizieren, mehrere Stunden am Tag, weil sie spürte, wie wohl ihr das tat. Zu einer Nachkontrolle ist sie seither nicht mehr gegangen. Sie lebt nun seit mehr als neun Jahren ein kraftvolles Leben und arbeitet selbstständig als Unternehmerin.

Auf ihre Weise (auf dem Weg des Yoga) hat sie das Gewesene und Zukünftige durchlichtet.

Zwei Aspekte werden an dieser Geschichte deutlich: Die junge Frau hatte ihren Fokus verschoben. Und: Heilung ist ein individueller Weg. Doch so verschieden er bei den Menschen auch ist, dieser Weg ist immer ein Zu-sich-Kommen.

Lichtimprints setzen zur Auflösung traumatischer Erlebnisse

Wir haben es bereits in Kapitel I gehört: Ein emotional prägendes Ereignis, ein traumatisches, uns eng machendes Erlebnis oder auch eine wiederkehrende belastende Erfahrung können einen Imprint – einen Abdruck, einen Eindruck, eine Prägung – in unseren Körpersystemen hinterlassen. Mit dem Licht der eigenen Seelenfrequenz können wir uns heilen und solcherart verengte, ungesunde informatorische Strukturen lockern, lösen und durchlichten. Auf diese Weise können wir sie aus dem Körper spülen, so dass unser ureigenes, heiles und weitendes Licht wieder den ganzen Raum in uns ausfüllt.

Einschneidende Ereignisse, die einen dauerhaft ungünstig prägen, kann jeder Mensch im Laufe seines Lebens erleben. Bei solchen Angelegenheiten ist es ratsam, bei der Lichttherapie ebenfalls mit Prägungen zu arbeiten: Wir können positive Imprints aus unseren eigenen, urgesunden Lichtfrequenzen setzen – also einen positiven Lichtabdruck in unseren Körpersystemen geistig installieren, so dass bestimmte Stellen oder Körperschichten[52] dauerhaft von dieser »implantierten« eigenen heilen Lichtenergie aus beschallt werden.

Ein Imprint ist quasi wie eine zweite kleine Sonne, eine bewusst gesetzte Dopplung meines ureigenen Lichtes, eine Spiegelung meines Seelenlichtes in mein System hinein und somit ein Lichtfeld, das mich mit meiner eigenen natürlichen Ordnung an der bedürftigen Stelle versorgt. Das Seelenlicht und die Lichtfrequenz des Imprints sind gleich.

Imprints sind so etwas wie Lichtimplantate. Deshalb verwendet die geistige Welt beide Begriffe synonym. Imprints beziehungsweise Implants sind deshalb so wirksam, weil sie ein dauerhaft geschwächtes Gebiet in unserem Körpersystem permanent an seine natürliche Struktur und Ordnung erinnern. Wie die Standleitung eines Telefons. Wird mit dem Implant das Gebiet an der konkreten Stelle fortwährend mit der ursprünglichen, heilen (und damit heilenden) Lichtfrequenz durchpulst, werden die Schlacken alter Eindrücke aus dem System gespült.

52 (emotionale, seelische oder mentale).

Anleitung: Wie Sie einen Lichtimprint setzen

Allein die Absicht genügt, einen Lichtimprint/ein Implant zu installieren. Atmen Sie in Ihr Herzchakra und bitten Sie Ihre Seele, eine Dopplung der gleichen Frequenz Ihres Lichtes an den Stellen im Körpersystem zu installieren, die der nachhaltigen Heilung und Auflösung belastender Eindrücke bedürfen. Im Nu wird es geschehen. Sorgen Sie sich nicht darum. Nach und nach wird so alles Störende aus dem Körper gespült.

Dabei sollten wir uns nicht so viele Gedanken machen, welche Teilkörpersysteme wo und wie betroffen waren, wir sollten nicht so sehr in die Analyse verfallen; vielmehr geht es darum, intuitiv diesen Lichtimprint zu setzen und es zu *genießen,* wie unser eigenes (gedoppeltes) Licht uns auf diese Weise mühelos durchflutet und heilt. Wie schön!

Das Licht kennt die Informationen, die hier gebraucht werden. Sie sind so diffizil und komplex, dass wir sie mit unserem rationalen Verstand gar nicht erfassen könnten.

Am besten setzen Sie einfach nur die Bitte ab und beobachten Sie, was passiert.

Das Leben weiß schon, wie das Leben läuft.
Es ist das Leben, das dem Leben hilft.

Ein solches Implant ist wie ein Zusatzmodul zu verstehen, eine zusätzliche Erinnerung meines Körpers an die Heilung, die geschieht, während ich abgelenkt oder mit anderen Dingen im Alltag beschäftigt bin.

Ich werde also in meinen Teilkörpersystemen, dort, wo es nötig ist, dauerhaft beschallt von meiner eigenen heilen Frequenz, so dass sich meine physischen, emotionalen und mentalen Strukturen langsam daran anpassen können.

Es ist eine permanente Lichterinnerung meines gesunden Lichtes, die an der betreffenden (noch) irritierten Stelle installiert wird. Diese wird durchpulst und versorgt mit der heilen(den) Lichtfrequenz, die *meine* ist. Das ist nicht zu vergessen an dieser Stelle.

Es ist *mein* Licht, das mich heilt,
und ich versorge mich
und bin bestens versorgt
mit meiner eigenen natürlichen Frequenz!

Was, wenn die Heilung scheinbar nicht funktioniert?

Innere Glaubens- und Verhaltensmuster

Was, wenn die Heilung scheinbar nicht funktioniert? Tritt nicht sofort oder nach einigen Tagen oder Wochen eine Linderung ein, ist bisweilen ein innerer Widerstand am Werk – aber nicht gegen die Heilung, sondern gegen das Loslassen alter tiefer Überzeugungen. Das liegt häufig daran, dass man sich einerseits nichts sehnlicher wünscht, als endlich frei von Schmerzen, Belastungen und plagenden Einschränkungen zu sein, man sich andererseits aber gar nicht (mehr) vorstellen kann, heil und gesund zu sein.

Es würde so viel anderes in unserem Leben auf den Kopf stellen, womöglich ein völlig anderes Lebensgeschehen bedeuten. Wir müssten uns in ganz neuen Gefilden bewegen, in Freiräumen, von denen wir gar nicht wissen, wie wir sie füllen könnten.

Ein Beispiel: Eine Frau, die jahrelang von Ängsten, Panikattacken und Schmerzen in den Beinen geplagt war, ist nun plötzlich gesund, oder besser gesagt von ihren Belastungen befreit. Das vergrößert ihren emotionalen und physischen Freiraum enorm, sie könnte sich jetzt ins Auto setzen und wieder überall hinfahren, sie könnte ihren Aktionsradius ausdehnen auf 50, 100 oder 1000 km. Sie könnte sich Gegenden anschauen, zu denen sie sich hingezogen fühlt, Freunde besuchen, die weit entfernt wohnen und die sie schon seit Jahren nicht mehr besucht hat; sie könnte Urlaub machen an Orten, die sie schon immer einmal kennenlernen wollte, und sie könnte wieder arbeiten gehen und sich sogar auf eine Arbeitsstelle bewerben, die ihr viel besser gefiele als die letzte und die ein bisschen weiter entfernt von ihrem Häuschen liegen würde. Ihr Partner wäre überrascht, vielleicht sogar erbost, weil auch er sich in dem Versorgungsklima eingerichtet hatte und mit seiner Rolle eine Passung zu ihrer Einschränkung all die Jahre vorgenommen hatte. Auch er wäre mit völlig neuen Mustern, einer völlig neuen – und deshalb ungewohnten – Offenheit konfrontiert. Alles müsste sich neu einspielen. Ein neues funktionierendes System – aus der eigenen inneren Stimmigkeit jener Frau heraus – müsste entwickelt werden. Dafür wären nun, nach der Heilung, Tür und Tor offen.

Das alles fordert uns, braucht Zeit und braucht Mut. Das müssen wir mitdenken, wenn wir uns mit dem Heilprozess schwertun und dieser augenfällig nur schleppend vorangeht. Es ist nicht so leicht für uns Menschen, wenn wir uns eingerichtet haben in bestimmten Denk- und Verhaltensstrukturen, sie zu verändern oder aufzulösen. Schließlich geben diese auch Halt und Sicherheit.

Es ist nicht so leicht, aus vorhandenen Strukturen auszubrechen, wenn die Kraft des Geistes über bestimmte Jahre eine Form ausgeprägt hat, der Geist also zu einer materialisierten Gestalt geronnen ist.[53] Wenn wir über Jahre und Jahrzehnte unseren Geist in gleicher Weise gebraucht haben, sind wir selbst die größten

53 (Familienformationen, Verhaltensformationen, Denkformationen, Gefühlsmuster ...).

Kohärenzerzeuger geworden. Unser äußeres Erleben (die Welt, die wir erleben) geht kohärent mit unseren inneren Prozessen.

In so einem Fall sollten wir nachsichtig mit uns sein und darum bitten, dass die etablierten Verhaltensstrukturen und inneren Denk- und Gefühlsmuster langsam durchlöchert werden vom Licht und somit porös werden, parallel zum körperlich-seelischen Heilungsprozess.[54]

Wir können dem Heilungsprozess ganz neu begegnen mit diesem Verständnis für unsere eigenen inneren Strukturen und vor allen Dingen verstehen, dass auch diese inneren Einrichtungen aus dem Licht geboren sind. Auch sie haben *den einen* Urgrund: das Licht. Licht ist der Träger für unser gesamtes Sein. Licht ist auch der Träger für angstvolle Strukturen. Die Einengungen in unserem Denken, Fühlen und Verhalten kommen ja oft aus der Angst: Bin ich gut genug? Schaffe ich es, diesen Job, diese Anforderungen zu bewältigen? Gelingt es mir, mein Leben zu meistern? Kann ich mir das zutrauen, so weit zu fahren, allein zurechtzukommen? Was ist, wenn etwas passiert? Bin ich dann ganz auf mich gestellt? Weiß ich mir dann zu helfen? Bin ich dann mutterseelenallein? Was, wenn ich meinen Partner nicht mit dieser Einschränkung an mich binde? Wird er mich dann verlassen? Kommen dann andere uralte Ängste hoch?

Die Angstschichten und -variationen können vielfältig sein, so vielfältig wie die Menschen selbst. Sie beruhen oft auf den Erfahrungen, die eine Seele gemacht hat, und natürlich dem eigenen Duktus, damit umzugehen.

---

54 Auch ein Reading in der Akasha Chronik oder eine andere Begleitung bzw. Therapie können zusätzlich hilfreich sein, um neue, wohltuende Denk-, Gefühls- und Verhaltensmöglichkeiten aus dem inneren Freiraum heraus in unserem Leben zu etablieren.

Innere Muster durchlichten

Möchten wir uns von einengenden Glaubenssätzen und inneren Mustern befreien, damit die Heilung vonstattengehen kann, ist es neben der körperlichen Durchlichtung (Heilmeditation) hilfreich, auch für die Durchlichtung der emotionalen und gedanklichen Strukturen zu sorgen.

> Strukturen werden geprägt durch Lichtinformation.
> Sie können auch durch solche aufgelöst und verändert werden.

Also, durchlichten wir, wenn Heilung bislang schwierig vonstattenging, parallel auch unsere inneren Muster. So werden wir innerlich frei, um andere (Emotions-, Gedanken- und Verhaltens-) Muster zu etablieren.

Körper und Seelenraum können dadurch genesen, das heißt, der Raum, den ich meiner Seele zubillige, um sich zu entfalten und der Raum, den ich mir zugestehe, um da zu sein, so wie ich bin: unverwechselbar, einmalig und richtig.

Ich bin präsent
in meinem ganz einzigartigen Licht.
Ich bin da.
und in die Welt gestellt
mit meiner inneren Sonne.

Ich bin das Beste, was mir geschehen kann.
Mein Licht ist präsent
in mir.

Wenn Sie sich von Altlasten befreien wollen, die sich wie Schlacken festgesetzt haben, wiederholen Sie die letzten beiden Sätze laut. Auf diese Weise werden die Altlasten durchlichtet, porös und verschwinden schließlich ganz.

Während Sie die beiden letzten Sätze wiederholen, können Sie zusätzlich den Punkt in der Mitte Ihrer linken Handinnenfläche mit dem Daumen der anderen Hand leicht massieren. Dieser Punkt wird auch Herzpunkt genannt, und Sie werden eine tiefe Berührung spüren, während Sie die heilsamen Sätze sprechen.

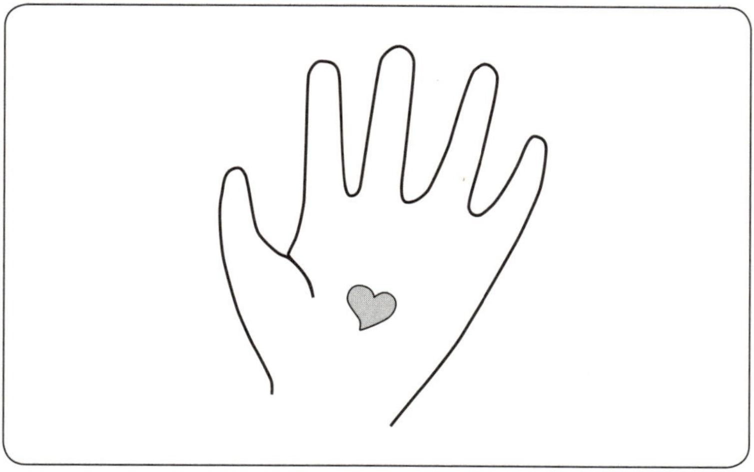

Abb. 8: Den Herzpunkt massieren

Den freien Innenraum füllen

Da nun der mentale, emotionale und das Verhalten betreffende Innenraum immer freier wird, ist es gut und hilfreich, diesen mit glorreichen, mir wirklich entsprechenden Gedanken zu füllen. »Am Anfang war das Wort ...«, und es prägte dann Strukturen, Materie, die Welt, die Schöpfung und das Geschaffene. Worte sind nichts anderes als Schwingungsmuster, die eine bestimmte strukturprägende Information tragen. Und mit Worten können wir günstige wie auch ungünstige Strukturen prägen.

Sind wir jetzt damit befasst, unser Leben auf eine Weise zu gestalten, die uns persönlich entspricht, heil und gesund ist, dann ist es nur natürlich, den neuen, lichter werdenden inneren Freiraum mit inneren Worten zu füllen, sprich mit Gedanken, die ein neues (für uns stimmiges) Verhalten zulassen.

Besinnen wir uns also jetzt, da leerer, freier Raum durch unser eigenes Durchlichten im Inneren entstanden ist, auf heilsame Worte. Worte, die uns guttun, die unser Wesen, unsere Einzigartigkeit achten. Jeder mag hier für sich die passenden Worte finden.

Beispiele:

> Ich bin.
> Ich bin da und ich bin richtig.
> Ich bin würdig.
> Ich bin in der göttlichen Unterstützung.
> Ich bin frei.
> Es ist für mich gesorgt.
> Ich vertraue meinem inneren Licht.
> Ich vertraue meinem göttlichen Licht.
> Ich mache das (...) und folge meinem Seelenklang.
> Mein Weg ist gesegnet.

Vielleicht sind ganz andere Sätze für Sie von Bedeutung? Dann lassen Sie diese zu Ihrem präferierten Gedankengut (Innenraumfüllern) werden. Sie können auch darum bitten, dass Ihre Seele Ihnen die für Sie passenden, heilen(den) Worte übermittelt. Wenn es ein kraftvoller Satz ist, spüren Sie sofort die Resonanz. Sie merken, dass Ihre Seele wahre Worte spricht. An der Stimmigkeit, die Sie empfinden, können Sie feststellen: Ja, das ist so! Häufig werden Sie bei solchen Worten ganz ruhig, bisweilen aber auch aufgeregt, angeregt, wenn Sie diese, Ihre Seelenworte in sich ertönen lassen. Spüren Sie dem Widerhall dieser Worte in sich nach – in Ihrem inneren Freiraum – wie in einer Kathedrale.

Sich gar nicht mehr vorstellen können, in (der) Ordnung zu sein

Eine Anwenderin der Lichtmeditation, die an Krebs erkrankt war, erzählte, dass sie sich gar nicht mehr vorstellen könne, dass es einen Ort in ihr gebe, der heil ist und von dem Wellen der Heilung ausgehen können.

Mag uns das Spüren unserer Lichtquelle auch abhandengekommen sein, wichtig ist, sie zu aktivieren, sie zu adressieren. Bitten Sie darum, dass Ihre Seele Ihnen ihre Präsenz zeigen möge. Das genügt meist und im Nu können Sie sie spüren. Die Seele verweigert sich uns nie.

> Je mehr Ihr Euch der Seele zuwendet, umso mehr können Heilprozesse in Gang kommen, die Euer ganzes Seinsfeld in Eurer irdischen Existenz berühren.

Natürlich können sich im Laufe des Lebens emotionale Belastungen und Schleier auf die Seele gelegt haben, doch das Licht darunter ist immer da – und vor allen Dingen ist es eines: machtvoller als alles Gewesene.

Übung

Ich bitte meine geliebte Seele:

Zeig mir dein Licht.
Lass mich deine Präsenz spüren.

Die Seele antwortet immer. Das ist garantiert.

Vielleicht spüren Sie Wärme, Kraft, Weite, Macht, Leichtigkeit, ein Aufatmen, Frieden, Ruhe, ein Strömen, ein Strahlen, ein leichtes Prickeln? Das ist individuell verschieden.

Wenn wir die Seele bitten, dass wir sie wahrnehmen können, jetzt und in den nächsten Tagen, wird sie uns unterstützen. Es ist ihr Wesen, uns zu unterstützen, uns zu durchleuchten. Achten Sie auf Zeichen und auf Ihr Gespür.

Probieren Sie es aus und beobachten Sie: Lässt sich die Lichtmeditation nun ganz leicht durchführen?

Heilung geschieht immer – auch auf unerwartete Weise

Heilung geschieht nicht nur auf die von uns erwartete, offenkundig sichtbare oder gern gesehene Weise. Das heißt, Heilung geschieht nicht nur durch das Verschwinden von Symptomen, sondern Heilung ist ein viel weiter gefasster Begriff. Er ist und umfasst all das, was zur Lockerung unserer inneren Konzepte dient – ob sie mentaler, emotionaler, psychischer oder physisch manifester Art sind.

> Heilung bedeutet, frei zu sein von Strukturen, die unser Licht einengen.
>
> Mit der Meditation – der Lichtsprache – üben Sie, in das eigene göttliche Licht zu vertrauen. Das ist das Entscheidende, was hier passiert.
>
> Dieses Vertrauen wieder in sich zu finden – das ist wie nach Hause zurückzukehren,
> in das eigene Wohl(ig)sein, und es ist das
> Erkennen des eigenen immerwährenden Heilseins.

Heilung geschieht während der Meditation. Manchmal können wir sie am sofortigen Verschwinden der Symptome erkennen und manchmal führt sie uns zu weiteren heilsamen Impulsen. Fakt ist, was tatsächlich durch die Lichtsprache der meditativen Worte passiert, ist, dass heilsame Strukturen in uns etabliert werden, dass alte ungute Verknorpelungen durchlichtet und aufgelöst werden – auch im mentalen Bereich –, so dass Platz geschaffen wird, um den eigenen inneren Impulsen zu folgen.

Egal, ob es sich um gestörte Stoffwechselprozesse handelt, die sich in Unverträglichkeiten äußern, um die Haut, die Irritationen zeigt, den Gelenkapparat, der Schwierigkeiten macht – was auch immer es ist: Ich erinnere mich an mein Heilsein, meine heile innere Licht- und Informationsstruktur, und der Prozess kommt in Gang.

Sie werden spüren können, wie er innerlich in Bewegung kommt, wie Licht zu gebärenden Seinsstrukturen wird. HEILwerden (zurückkehren zur eigenen Gesundheit) ist immer ein lichtinformierter Prozess. Das ist es, was vonstattengeht bei der Heilung, egal, welcher Methode wir uns zuwenden.

Und so kann es auch sein, dass die Lichtmeditation Sie zu weiteren heilsamen Impulsen für Sie führt – wie der richtigen Tablette, zu dem für Sie richtigen Arzt oder Therapeuten, zu der für Sie hilfreichen Heilmethode, zu einem Sie inspirierenden Buch, zu einer Begegnung, einem Film oder was auch immer. All diese sind Lichtstrukturen, die uns dienen können. Auch sie sind aus dem Licht geboren.

Einfach mal keine Lust auf Meditation haben

Falls Sie morgens mal keine Lust auf die Meditation haben, weil andere Themen Sie beschäftigen, oder im Alltag so viel zu tun ist, dann ist das eben so. Widerstand wird nur dann erzeugt, wenn wir in der Situation meinen, wir müssten unbedingt üben und meditieren. Das setzt uns unter Druck, weil wir glauben, wenn wir nicht üben, seien wir ein schlechterer Mensch (als der, der wir uns vorgenommen haben zu sein). Was für ein Quatsch!

Das ganze Leben ist Meditation. Auch die normalen täglichen Verrichtungen kann ich so betrachten. Doch selbst ob ich das so sehe oder nicht, ist nicht relevant – die stärkste Lebenskraft wohnt ohnehin in mir, und ich kann mich ihr jederzeit zuwenden, wenn mir danach ist.

Also setzen Sie sich nicht unter Druck, wenn Sie mit der Meditation einmal aussetzen, das ist nicht schlimm. Vielleicht haben Sie dann ja abends Lust, die Meditation zu machen. Auch gut.

> Das Wichtigste ist, dass Sie Lust auf Ihr eigenes Licht haben.

Und wenn Sie sich irgendwann Ihrer stärksten Lebenskraft im Inneren wieder zuwenden wollen, ist es empfehlenswert für den Heilerfolg, ein paar Tage bei der Stange zu bleiben – auch trotz eventueller Widerstände und Zweifel. Wie gesagt, die stören nicht, denn der Heilklang kommt bei Ihrer Seele an – egal, was Sie denken. Hier, in der Lichtmeditation, berührt Lichtsprache ein Lichtsystem, nämlich das Ihres Körpers. Mit der Lichtmeditation geben wir immer einen heilsamen Impuls in das Körpersystem. Unsere geistigen Freunde sagen dazu:

Licht kann von Licht nicht unberührt bleiben.
Euer Körper ist ein Lichtsystem.

Licht- und Informationsmedizin

Angesichts zunehmender Krankheitsfälle und überlasteter Krankenkassen wird die Erkenntnis, dass wir uns mit unserem eigenen Licht versorgen können, immer wichtiger. Und damit gewinnt auch die Licht- und Informationsmedizin an Bedeutung.

Für Menschen, die ihre Selbstheilungskräfte nutzen wollen, haben wir mit der Licht- und Informationstherapie aus den Lichtstrahlen der eigenen Seele ein probates Mittel zur Hand. Sie kann zusätzlich zu anderen Therapiemaßnahmen oder allein angewandt werden.

Die Medizin der Zukunft wird verstärkt eine Licht- und Informationsmedizin sein.[55] Das zeigt sich heute schon in vielerlei Geräten, die entwickelt wurden, um positive Schwingung und Information in das Körpersystem zu senden.
Doch letztlich brauchen wir dazu keine Geräte, auch wenn diese nicht schlecht sind, ganz im Gegenteil. Jedes Angebot hat eine Berechtigung. Diese Richtung befördert eher das Bewusstsein, dass es ein Zusammenwirken von feinstofflicher und materiell-physischer Wirklichkeit gibt und dass wir diese nutzen können, um uns zu heilen. Das ist die ganzheitliche Sicht, an der Ihr Interesse und Gefallen findet schon seit einiger Zeit.

Kehren wir noch einmal zu den im ersten Kapitel dargestellten Erkenntnissen zurück. Wir sind es gewohnt, Materie, also auch unseren Körper, als solide und fest wahrzunehmen. Fassen Sie Ihren Arm oder Ihr Bein an, so wirken diese massiv, stabil und fest. Unterm Mikroskop aber zeigt sich, »dass Materie, also auch wir selbst, in Bezug zum Raumvolumen zu mehr als 99,999999999 Prozent aus masselosem ›Vakuum‹ bestehen. Wir nehmen uns zwar als Masse wahr, aber diese macht nur 0,000000001 Prozent des Körpervolumens aus.«[56]

Und der Physiker Thomas Görnitz konstatiert: »Das Spannende

---

55 Dieser Ansicht ist auch der renommierte Physiker Prof. Amit Goswami: Auf einem Workshop im Anschluss an den Bleep-Kongress 2011 bei Stuttgart sagte er: »Die Medizin der Zukunft wird eine Licht- und Informationsmedizin sein.«

56 Dr. Ursula Hübenthal, *Swing Time,* S. 133.

ist, wenn man das Leben wirklich verstehen will, dann muss man sehen, dass wir einen neuen Begriff von Materie brauchen.«[57]

Mit der Öffnung der Schulmedizin hin zu komplementären Heilverfahren, wie Akupunktur, Homöopathie oder auch energetischem und geistigem Heilen, weitet sich auch der Blick für den Urgrund der Materie.

Die Deutsche Gesellschaft für Energetische und Informations-Medizin (DGEIM) ist ein fachübergreifender Zusammenschluss von Wissenschaftlern (v. a. Ärzten und Physikern), Therapeuten und Anwendern und widmet sich schon seit 1999 der Erforschung und Anwendung der Energetischen und Informationsmedizin.[58]

Wie schön wäre es, wenn wir mehr und mehr einen komplementären Weg beschreiten würden.

Selbstheilungsprozess für Sterbende

Ob wir geheilt werden oder nicht: Wir sind der ewige Seinsgrund. Und irgendwann ist es für jeden Menschen Zeit, sich ganz seinem inneren Licht anzuvertrauen – und sich mit ihm weiterzubewegen.

Wichtig ist zu wissen, dass alle Sterbenden – damit meine ich im Sterben liegende Menschen, Menschen, die auf das Sterben zugehen, sich auf den Übergang zu bewegen – an ihr eigenes Licht erinnert werden wollen, es spüren wollen. Das erleichtert ihnen den Übergang.

Manchmal ist unsere lichte Seelenstruktur allerdings so über-

---

57 http://www.youtube.com/watch?v=qDW0S3jrzeA, Prof. Dr. Thomas Görnitz im Interview mit Quantica und Vesna Kerstan.

58 Damit wird eine Medizin bezeichnet, deren Wirkung auf der Nutzung von biologisch-steuernden elektromagnetischen Wellen, verschiedenartigen Feldern oder auf Informations-Entitäten zu diagnostischen und therapeutischen Zwecken beruht. Vgl. www.dgeim.de

lagert von den im Leben gesammelten Eindrücken, den negativen Befindlichkeiten, Verstrickungen und Seelenqualen, dass diese sich wie ein dichter Schleier um die Seele gelegt haben – ähnlich einer Smogschicht, die über einer Stadt liegt.

Dann ist es wichtig und hilfreich für Angehörige, Freunde oder Pflegekräfte, dass sie den auf den Übergang zugehenden Menschen an seine lichte Seele erinnern. Denn sie ist das Einzige, was ihr Licht behalten wird. Ihr ewiges Leuchten wird diese Person mitnehmen auch wenn sie von ihrem Körper befreit wird.

Das Erinnern an die helle, lichte Seele des im Sterben befindlichen Menschen kann still erfolgen.

DEINE SEELE IST heil und LICHT.

Das können wir innerlich sagen, immer wieder. Es hilft der Seele, die ja ein Ablösebestreben verspürt, ganz bei sich zu sein, und macht es ihr leicht, sich in dem Prozess allmählich zu lösen. Zum anderen ehrt es die Seele, sie fühlt sich erkannt und das Streben nach der Anerkennung, die ihr gebührt (und die sie vielleicht schmerzlich vermisst hat in ihrem irdischen Daseinsleben), kann somit zur Ruhe kommen.

DEINE SEELE IST heil und LICHT.

Seelen wollen gesehen werden. Seelen wollen geachtet werden. Das ist so und ändert sich weder in den unterschiedlichen Lebensphasen im Diesseits noch im Jenseits. Es ist einfach. Seelen wollen erkannt werden.

Du bist eine wundervolle Seele.

Einen solchen und all ihre persönlichen, anerkennenden, aufrichtigen Gedanken können Sie anfügen an Ihr Gebet *Deine Seele ist*

Licht, das Sie nun schon mehrmals wiederholt haben. Enden Sie dann mit der Formel: *Deine Seele ist heil und Licht.*

Sandwich-Übung

Fügen Sie Ihre persönliche Anerkennung, also das, was Sie an der sterbenden Person schätzen, wie ein Sandwich zwischen die genannten Formeln:

Deine Seele ist heil und Licht (mehrmals)

persönliche Anerkennung und Wertschätzung des Menschen im Übergang

Deine Seele ist heil und Licht (mehrmals)

Sie können dies innerlich oder laut wiederholen, in der Begegnung mit dem Menschen, oder wenn sie nicht bei ihm sind und nur an ihn denken.

Das Bewusstsein »Deine Seele ist Licht« können Sie auch auf alle Angehörigen und alle dem Sterbenden nahestehenden Personen ausdehnen, die es im Moment vielleicht auch nicht leicht haben. Auch das medizinische Pflegepersonal im Krankenhaus, im Pflegeheim oder zu Hause kann so von Ihnen mitbedacht werden, ebenso wie Ihre eigene Seele. (»Meine Seele ist Licht.«)

Es ist ein Erkennen von Menschen in ihrem Seelenresonanzraum und in ihren Seeleneinzigartigkeiten. Das gilt es, gebührend zu feiern, zu würdigen. Dann wird es wirklich ein Abschieds*fest*. Von bewegter Seele zu leuchtender Seele des Abschiednehmenden. Wünschen Sie ihm oder ihr alles Gute auf der Reise und seien Sie sich des Wiedersehens auf einer anderen Ebene gewiss.

Abschied bedeutet immer eine Chance auf Seelenheilung.

Der Schmerz, der einen niederdrückt und die Brust zuschnürt, wenn es ans Abschiednehmen von einer geliebten Person geht oder einer (geliebten) Person, deren Liebe man vermisst hat, oder der gegenüber man selbst gehemmt war, die eigene Liebe zu zeigen, kann sehr groß, überwältigend und bedrückend SEIN.

Durchleben Sie diesen Schmerz. Indem Sie ihn durchleben, durchlichtet er sich. Sie können sich diesen Prozess erleichtern, indem Sie sich sagen:

> Ich bin eine lichte Seele.
> Meine Seele ist heil auch mit dem Weinen, dem Tränenstrom und allen Gefühlen, die da kommen. Meine Seele ist heil und geborgen und durchlichtet.

Dann kann Abschied kommen.

Es ist nichts weiter als eine Frequenzänderung, wie ein Aufatmen der Seele, wenn sie sich aus dem niederfrequenten Pulsieren des physischen Körpers lösen kann. Diese Seele mit ihrer an sich hoch- und fein schwingenden Energie bekommt Auftrieb wie eine Luftmatratze, die man vorher unter Wasser – in dichtere Strukturen – gedrückt hat. Sobald man sie dann loslässt, schwappt sie schnell nach oben. Sie ist nicht länger durch die dichteren Strukturen gebunden und kann so ihrer leichteren, feineren und höheren Frequenz nach aufsteigen.

Kapitel IV – Dem Licht auf der Spur in meinem täglichen Leben

Dem eigenen Licht auf der Spur in der beruflichen Lebensgestaltung

Wir haben im vorigen Kapitel gesehen, dass wir körperliche Beschwerden aus unserer inneren Sonne heraus heilen können. Warum funktioniert das?

Nun, das Licht unserer Seele hat die höchste Schwingung, die es haben kann: die der Liebe. Was uns die Beispiele verschiedenster Erkrankungen gezeigt haben, ist also, dass die Liebe heilt.

Es ist die Liebe *in uns* selbst, die heilt.

Und diese höchste Macht, die in uns ruht, können wir nicht nur auf unseren Körper, sondern auch auf alle anderen Bereiche unseres Lebens anwenden: auf unsere Beziehungen (am Arbeitsplatz, in der Familie oder in Freundschaften), auf unsere Finanzen und auch auf unsere berufliche Lebensgestaltung.

Ich möchte mich der beruflichen Lebensgestaltung an erster Stelle zuwenden, weil sie ein zentrales Thema für uns Menschen ist. Schließlich verbringen wir den Großteil unserer wachen, aktiven Zeit mit dem (in irgendeiner Weise) Tätigsein.

In meiner Arbeit – im Coaching – begegnen mir in letzter Zeit immer mehr Menschen, die ihren ganz persönlichen Weg im

Beruf finden wollen. Es ist, als ob viele Menschen – egal, ob derzeit arbeitslos oder im Job gut etabliert – gerade in einem Umbruch stecken und auf der Suche nach »ihrem Ding« sind.

Vielleicht geht es Ihnen ähnlich?

Gehen Sie schon länger mit der Idee schwanger, dass da noch etwas anderes in Ihnen steckt?

Etwas, das Sie zum Ausdruck bringen möchten? Etwas, das Sie in Ihr jetziges Wirken integrieren oder in einen anderen Kontext bringen möchten?

Ist Ihr Leben aus den Fugen geraten?

Wissen Sie gerade nicht, wie es weitergehen soll? Beruflich und finanziell?

Stehen Sie vor dem beruflichen Aus? Oder sind schon länger unzufrieden?

Erwägen Sie zu kündigen? Oder wurde Ihnen gekündigt?

Haben Sie mit Blick auf die Zukunft ganz viele Ideen, aber keine überzeugt Sie so richtig?

Wissen Sie nicht, welche Option Sie wählen sollen?

Oder fühlt es sich so nebulös an um Sie herum, dass Sie gar keine Optionen sehen?

Die Liste möglicher Befindlichkeiten ließe sich unendlich fortsetzen. In jedem Falle können wir für unsere berufliche Lebensgestaltung erfahren:

> Klarheit geschieht aus dem Nichts – aus der Quelle der inneren Sonne. Sie ist da und wartet darauf, dass ihre Strahlen gerufen werden, um uns den Weg auszuleuchten.

Menschen haben die größte Sehnsucht nach sich selbst

Wir leben oft so entfernt von unserem Selbst, von unserer inneren Mitte, dass wir ausgehungert sind nach Leben. Dabei bilden wir uns ein, dass wir abhängig seien von Umständen und dass wir selbst für uns sorgen müssten, weil es sonst keiner tue.[59] Dabei ist es das Leben, das dem Leben gibt. Wir sind es selbst, die wir so lange vermisst haben.

Es gibt zwei Thesen, die die Grundlage meiner Arbeit mit Menschen bilden, und ich bin froh, feststellen zu können, dass sie sich bisher in jedem Fall als gültig erwiesen haben:

1.) In *jedem* Menschen ist eine besondere Gabe, ein einzigartiges Talent angelegt.

2.) Jeder Mensch, der auf dieser Erde ist, wird mit seiner individuellen Gabe hier und jetzt gebraucht.

Das mag für Sie natürlich nicht überraschend sein. Doch unter dem Gesichtspunkt des inneren Lichtes, mit dem wir uns in diesem Buch befassen, erfährt diese Erkenntnis nochmals eine Bestärkung. Es »leuchtet ein«, wie wichtig es ist, sein eigenes Licht wieder zu entdecken und der Welt zu schenken.

Gabe, Be-gabung, Auf-gabe ... hier klingt an: In der Gabe schlummert eine Aufgabe, und diese besondere Gabe will gegeben werden. Sie kann in jeder Lebensphase nach einem neuen Ausdruck streben – so wie sich unsere Seele eben entfaltet oder besser gesagt wie wir sie einladen, sich zu entfalten.

Das wird auch in der folgenden Geschichte deutlich. Ein etwa 60-jähriger Mann erzählt mir: »Wissen Sie, ich bin in der Schule immer gehänselt worden. Mein Sprachfehler war, r und s nicht unterscheiden zu können. Ständig machten sich meine Mitschüler über mich lustig, und der Lehrer wurde nicht müde zu wiederholen: *Du kannst ja überhaupt nicht richtig sprechen!*« Ich betrachte diesen schmalen, sympathischen Mann, der mir gegenübersteht und der so offen von sich erzählt, und ich kann mir vorstellen, wie schwierig es für ihn gewesen sein muss, diese Kinderjahre durchzustehen. Logopädische Therapien waren vor 50 Jahren ja noch nicht so verbreitet wie heute. Und dennoch hat er sich, trotzt aller

59 in Anlehnung an John Eldregde, *Folge deinem Traum*, S. 50.

Schmach, mit dem Satz »Du kannst nicht richtig sprechen« nicht identifziert. Mein Gegenüber fährt fort: »Heute verdiene ich mein Geld mit Sprechen. Meine ganze Existenz ist das.« Ich erfahre, dass er seit vielen Jahrzehnten einen Schweizer Hotel- und Gastronomiebetrieb sehr erfolgreich führt. Mir wird bewusst: Gute Kommunikation mit den Gästen und Mitarbeitern ist das A und O in dieser Branche. Und die hat sehr viel mehr mit unserem guten Geist, mit unserer Seele zu tun als mit engen (in diesem Fall einst unverständigen) Aussagen anderer über uns selbst.

> Vertrauen heißt zu erfahren, dass wir getragen sind, so wie wir richtig sind.
> Vielleicht liegt der größte Mut darin, sich selbst zu vertrauen.

Dem eigenen Leitstrahl zu folgen ist wichtiger als die Zwischenrufe jener, die unser Innerstes nicht kennen, von dem wir ja manchmal selbst nur eine Ahnung haben. Schließlich entfalten sich die inneren Anlagen nur über das Tun und werden erfahrbar durch solche Treue zu sich selbst. So kann sich ein geglücktes Leben entfalten. Das ist »Wesensgehorsam«. Was es braucht, ist Vertrauen zu sich selbst. Das Vertrauen in die innere Stimme und dass die inneren Impulse richtig sind. Im Grunde bedeutet das: Vertrauen, dass *ich* richtig bin.

Reflexion

- Wie können wir das werden, was wir zutiefst sind?
- Wovon lasse ich mich leiten: von der äußeren Wirklichkeit, von den Umständen? Oder von meinem inneren Licht?
- Was ist meine primäre Realität?

Heilsein heißt auch: mit seiner Gabe am richtigen Platz sein

Ich hatte in den ersten Kapiteln von meinen eigenen beruflichen Krisen und Umbrüchen berichtet – damals, als zu Beginn meiner Selbstständigkeit ein konjunktureller Einbruch viele Firmen dazu veranlasste, ihre Beratungs- und Weiterbildungsbudgets einzufrieren und ich erst nach gescheiterten Akquisebemühungen in tiefer Verzweiflung darüber, wie es weitergehen sollte, auf meine innere Stimme hörte und mein erstes Buch schrieb. Oder noch früher in meiner Biografie, als ich in einem renommierten DAX-Unternehmen kreuzunglücklich war, weil es mir dort einfach nicht gelingen wollte, Fuß zu fassen. Darüber hatte ich sogar einen über Wochen andauernden, furchtbar juckenden Hautausschlag bekommen. Es war schier zum Aus-der-Haut-Fahren. Doch ich hielt in jenem Konzern sechs Monate aus, bevor ich am letzten Tag der Probezeit kündigte. Erst dann war ich bereit, mir einzugestehen, dass ich dort nicht am richtigen Platz war mit dem, was ich *eigentlich* zu geben hatte. Sechs Monate, in denen ich mich so weit von meiner Seele entfernt gefühlt habe wie nie zuvor in meinem Leben. Darauf entschloss ich mich, in die Unternehmensberatung zu gehen und damit einer Ahnung meiner Seele zu folgen. Der quälend juckende Hautausschlag, der mich in jener Zeit geplagt und mir nur allzu deutlich signalisiert hatte *Ich fühle mich nicht wohl in meiner Haut,* gehörte damit der Vergangenheit an. Heilsein ist ein sehr viel umfassender zu verstehender Begriff als frei sein von Symptomen.

Heilsein bedeutet, im Einklang zu leben mit dem eigenen Licht. Menschen leiden, entwickeln Symptome und werden krank, wenn sie nicht auf die Tiefenimpulse ihrer Seele hören. In jedem Falle bleibt ein Teil ihrer Lebendigkeit auf der Strecke, wenn es eine Lücke gibt, eine Nichtpassung, zwischen dem, wofür und wie sie ihre Zeit einsetzen, und dem, was sie *eigentlich* tun und erleben wollen, das heißt, wozu sie sich berufen fühlen und wie sie der Welt begegnen möchten.

Wir haben die besten Chancen, gesund zu bleiben beziehungsweise gesund zu werden, wenn wir ein authentisches Leben führen, im Einklang mit uns selbst. Dazu gehören viele Facetten unseres Seins, so auch unser Tätigsein, der berufliche Lebensbereich.

> Gerade in Krisenzeiten ist es sinnvoll, sich aus der inneren Sonne heraus zu navigieren.
> Das Licht fällt ins Dunkle. Nicht umgekehrt.

Das Wesentliche ist, dass wir still werden und diese Sonne wie ein Zentralgestirn in uns achten. Der Blick nach innen kann alles verändern.

Wir haben und können immer wieder erfahren: Das stärkste Licht in uns, die höchste Frequenz der Liebe in unserer Seele, ist in der Lage, Strukturen neu zu ordnen – ob in körperlicher oder in beruflicher Hinsicht.

Die Größenordnung der Seele gilt es anzuerkennen: Ihr Vermögen – im wahrsten Sinne des Wortes – ist um einiges größer, als wir uns es vorstellen können.

> Mein Seelenvermögen
> *ist*
> großzügig,
> großartig,
> größenwirksam.

Heilung ist ein seelenkohärenter Lichtprozess, in Bezug auf den Körper ebenso wie in Bezug auf eine gelungene Lebensgestaltung. Kohärenz bedeutet: Wir haben die Möglichkeit, gesund und befriedigt ein authentisches Leben im Einklang mit uns selbst zu führen – und zwar dann, wenn wir auf die Bedürfnisse und auf die Weisheit unserer Seele hören.

Allerdings verbauen wir uns manchmal selbst den Weg zu einem harmonischen Gleichklang mit der Welt, indem wir uns mit unseren engen (oft ängstlichen) Gedankenkonstrukten zwischen unsere Seelenausstrahlung und die materielle Welt stellen – also zwischen unsere Seele und die Ergebnisse, die wir in der vordergründigen Realität erwarten, die Umstände, die wir dort hoffen vorzufinden.

In solchen Situationen springt unser ungeduldiger Verstand für uns in die Bresche. Er verhindert dadurch das Lauschen auf die Tiefenströmungen der Seele und lässt ihr nicht genug Zeit und Raum, durchzustrahlen auf die Welt und die Ergebnisse hervorzubringen, die sie imstande wäre hervorzubringen. Ihre Ergebnisse wären um einiges größer, befriedigender und tiefer erfüllender als das, was wir mit dem Verstand und unseren eingeschliffenen Überzeugungen oft erzeugen. Wie wäre es daher mit folgender Idee?

> Ich stelle mich mir und meinen Seelenstrahlen nicht mehr in die Quere.
> Ich lasse meine seelengenährten Schwingen durchstrahlen in die Welt.

Wir können sehr viel Größeres schaffen, als wir bislang gedacht haben. Seelenresonanz ist *der* Impuls, der zur Heilung und zu einer befriedigenden Lebensführung nötig ist. Wobei klar ist: Jeden befriedigt etwas anderes, weil jeder eine ganz individuelle Seelenfrequenz hat. Jeder Mensch ist ein ganz eigener Ton im Schöpfungskonzert.

Die geistige Welt möchte hier noch eine Erläuterung einfügen:

> Die Frequenz des Lichtes in Eurer Seele ist die am höchsten schwingende göttliche Energie, die man sich vorstellen kann. Achtet das. Macht Euch das bewusst.

Und nun noch eine kleine physikalische Erklärung, die Euch einen weiteren, geweiteten Zusammenhang verstehen lässt: Jede Lichtwelle hat eine bestimmte Frequenz. Frequenz – das bedeutet eine bestimmte Anzahl von Schwingungen in jeder Sekunde. Ihr nennt das Hertz.

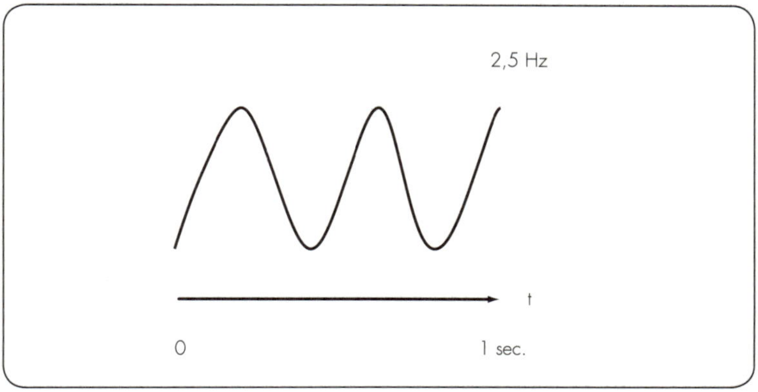

Abb. 9: Frequenzen sind die Zahl von Schwingungen pro Sekunde

Diese Schwingungen, die im kosmischen Geschehen als Licht sichtbar sind, können im kosmischen Konzert auch hörbar sein. Wir haben es immer mit Wellen zu tun im Bereich der lebendigen Schöpfung. Die kann man sehen oder hören oder fühlen … Denkt nur an einen Weidezaun, den Ihr mit Eurer Hand berührt. Ihr konntet die elektrischen Wellen nicht sehen, dafür aber fühlen. Eine Licht(wellen)frequenz, die im für Euch sichtbaren Bereich (von etwa 380–720 Nanometern) liegt, kann – wie Ihr sagen würdet – hochoktaviert beziehungsweise hochtransformiert werden, bis sie in den für Eure Ohren hörbaren Bereich kommt. Sehen und Hören sind also nur unterschiedliche Frequenzbereiche (des einen Seinsgrundes), welche für Eure Sinnesorgane zugänglich sind. Augen und Ohren (und Haut) sind Empfangsgeräte, die ein bestimmtes Spektrum aufnehmen und erfassen können.

Doch der vielfältige, unendliche Klangteppich der Schöpfung ist ein sehr viel größerer. Euch entgeht viel von der großen vielfältigen Schöpfungssubstanz, einfach weil Eure eingebauten Endgeräte (Empfangsgeräte) – verzeiht die technische Sprache – nur auf bestimmte Frequenzbereiche eingetuned sind. Doch Ihr könnt, wenn Ihr mögt, Euren Empfang der Schöpfungsfrequenzen, der Schöpfungsharmonien usw. erweitern, wenn Ihr mehr mit Eurer Seele in das sphärische Geschehen lauscht.
Gebraucht dazu einfach Eure Seele als Empfangsorgan und lauscht, fühlt von dort aus in den Klang- und Lichtteppich der Schöpfung.

Sie ist so faszinierend, wie auch Du von faszinierender Schönheit bist.

Es ist ein großes wellenartiges Licht- und Informationsgefüge des SEINS, in dem wir und alles eingebunden ist – ein verbundener Licht- und Informationsteppich mit individuellen Ausformungen und schönster Mustervielfalt. Es ist EIN Klangteppich der Schöpfung, der in unermesslicher Vielfalt ertönt und erklingt.

Dabei hat jeder Mensch seinen ganz eigenen Ton, seinen individuellen Ausdruck. Die lateinische Herkunft des Wortes Person erinnert uns daran: *per-sonare* = hindurchtönen, laut erschallen, widerhallen.

> Wenn ich also sage: diese Person,
> dann meine ich im Grunde: dieses Etwas, durch das etwas hindurchtönt.
> Mein Licht hat einen Ton, eine ganz besondere, wesenseigene Frequenz.
> Ich bin der Heilklang meiner selbst.

Wir sind der Heilklang unserer Selbst

> Macht Euch das bewusst: Ihr seid der Heilklang Eurer selbst. Ähnliches ist gemeint – nämlich die göttliche Substanz, die Ihr seid – wenn es in der Bibel heißt: Ich habe Dich bei Deinem Namen gerufen, Du bist mein. Ermächtigt Euch. Ihr seid schon längst autorisiert, göttlich zu sein, weil Ihr nichts anderes sein könnt. Sagt deshalb zu Euch selbst: Ich lausche dem Heilklang meiner selbst. Ich höre auf meine innere Stimme und vertraue ihr.

Etwas ruft nach uns, gerade auch in Krisenzeiten, und weckt in uns eine Gewissheit, sobald wir den tiefen Impulsen in uns lauschen. Dieses ›innere große Ja!‹ ist es, das logischer und richtiger ist als alle Rationalität es je sein kann.

Das erfuhr auch Regina, eine befreundete Unternehmensberaterin. Auf einem gemeinsamen Waldspaziergang sprachen wir darüber, wie es mit ihr beruflich weitergehen sollte. Seit Tagen schon zerbrach sie sich den Kopf darüber. Vor ihr lagen mehr oder minder auftragslose Monate. Sie wusste nicht, wie sie sich positionieren sollte. Sollte sie dies machen, oder jenes? Verschiedenes wog sie gegeneinander ab. Nichts schien richtige Kraft zu haben.

»Bleib mal stehen«, sagte ich zu ihr. »Atme mal in dein Herz. Und nun lass dein Herz antworten: Worauf hast du Lust? Was willst du machen?«

»Oh, ich möchte Teams begleiten, ich möchte nah an den Menschen sein«, sprudelte es aus ihr heraus. »Wenn die in Schwierigkeiten stecken, Projekte nicht richtig vorangehen, wenn deren Herausforderungen groß und komplex sind, und wenn sie Reibereien und Konflikte untereinander haben, dann möchte ich Teams begleiten. Wir machen Team-Workshops, lachen zusammen und nehmen die Dinge ernst, ohne dass es ernst wäre. Wir finden gemeinsam Lösungen. Und nach den Workshops gehen wir auseinander, und die Teams sagen: »Es war ja gar nicht so schlimm!

Und vor allen Dingen konnten wir auch mal wieder lachen und die Dinge auflockern. Festgefahrenes ist einer neuen Perspektive und Ordnung gewichen. Die Menschen gehen nun ihre Sachen mit Klarheit, frischem Geist und neuem Mut wohlgeordnet an.« Wie gesagt, es sprudelte nur so aus Regina heraus. Es war, als höret sie sich selbst zu, also dem, was ihr Herz zu sagen hatte. Das, worauf sie tagelang in Gedanken rumgekaut hatte, lag plötzlich ganz klar und eindeutig vor ihr.

Das Herz kennt die Antworten. Und es weiß um unsere Kompetenz viel früher, als sie der Verstand bejahen und einsortieren kann.

Zurück vom gemeinsamen Spaziergang schaute Regina im Büro in ihr E-Mail-Postfach und fand darin eine überraschende Nachricht vor. Eine Anfrage für eine Teamentwicklung von einem ehemaligen Auftraggeber. Sie war just zu dem Zeitpunkt abgeschickt worden, an dem wir im Wald gewesen waren und sie ihr Herz hatte antworten lassen. Die Nachricht lautete:

Betreff: Anfrage wg. Teamtraining

Sehr geehrte Frau XY,
im Jahr 201x haben wir im Herbst für eine Geschäftsstelle mit 16 Mitarbeiter/innen ein Teamtraining geplant.
Dies kann an einem Freitagnachmittag um 17.00 Uhr starten und/oder an
einem Samstag durchgeführt werden.
Haben Sie Interesse, die Leitung zu übernehmen?
Bitte rufen Sie mich wg. Absprache weiterer Einzelheiten (Termine, Kosten, Inhalte etc.) in den nächsten Tagen mal an.
Vielen Dank!
Mit freundlichen Grüßen
S. Müller
Personalabteilung

Das Projekt erwies sich später als eine anderthalbjährige Teamentwicklung.

Führen wir uns vor Augen, was von naturwissenschaftlicher Seite erforscht wurde: Das Herz hat ein sehr viel größeres elektromagnetisches Feld als unser Gehirn – es ist bis zu 5000 mal stärker und kann noch mehrere Meter entfernt vom Körper gemessen werden, wie das Institute of Heart Math feststellte. Das Herz strahlt in das umgebende Feld hinein.

Liebe, Freude und andere positive Emotionen erzeugen dabei sehr harmonische, gleichmäßige Felder, wie anhand von Spektralanalysen nachgewiesen werden konnte.

Das Feld des Herzens hat eine Kraft, die sehr viel stärker ist als wir gemeinhin annehmen. Es erzeugt sogar vorauseilende Bewusstseinsfelder, wie das erlebte Beispiel zeigt. Wie sonst hätte der Personalverantwortliche an Regina denken und ihr schreiben können, bevor ihr Herz gesprochen hatte? Dieses Phänomen der vorauseilenden Bewusstseinsfelder wurde von der Princeton University im *global consciousness project* untersucht, in dem viele rund um den Globus verteilte Messgeräte über viele Jahre Daten zur Messung eines globalen Bewusstseins erhoben wurden.[60] Ereignisse, die viele Menschen auf der Welt emotional bewegen, sind auf den Messgeräten durch einen ungewöhnlichen Anstieg der Messergebnisse zu erkennen, und zwar bereits *bevor* das Ereignis eintritt, etwa der Tod von Mutter Teresa, der Einsturz der Twin Towers oder der Tod von Lady Di.

---

60 Im Rahmen des Projektes wurden rund um den Globus etwa 70 physikalische Zufallszahlengeneratoren aufgestellt, welche völlig unvorhersehbare Folgen von Einsen und Nullen produzieren. Doch bei Ereignissen, welche die Gefühle von Millionen von Menschen synchronisieren, strukturierten sich die Daten auf den Geräten rund um den Globus anders. D. h., wenn das Bewusstsein der Menschen kohärent wird, hat das einen Ausschlag in den Daten zur Folge. Siehe: http://noosphere.princeton.edu/

Das heißt, wenn das Bewusstsein vieler Menschen im Begriff ist, durch ein solch emotional bewegendes Ereignis kohärent zu werden, ist das in vorauseilenden Bewusstseinsfeldern bereits an entsprechenden Daten abzulesen. Doch um Kohärenz beziehungsweise ein vorauseilendes Bewusstseinsfeld zu erzeugen, braucht es nicht Massen von Menschen. Einfach, weil ja in jedem Menschen ein kohärentes Feld vorhanden ist, wie wir wissen (im Herz-Seelen-Bereich). Wenn der einzelne Mensch sich nun kohärent zu dem verhält, was sein Herz, seine Seele ihm sagen, dann erzeugt er ein vorauseilendes Bewusstseinsfeld und die entsprechenden Ereignisse aus der Zukunft können auf ihn zukommen und ihn finden.

Für unsere persönliche Lebensgestaltung können wir daraus mitnehmen:

Öffnen wir uns für das, was uns am Herzen liegt, so geben wir offensichtlich kraftvolle Signale in das uns umgebende Feld. Entsprechende Personen, Begegnungen, Anrufe, Bücher, oder andersartige Impulse können uns finden. Egal, wo Sie sich derzeit auf Ihrer Lebenswelle bewegen, Sie sind von Ihrem Sein jederzeit eingeladen, sich zu erinnern: Was ist es, was das Leben von mir braucht? Von mir, der/die ich mit diesen besonderen Gaben be-gabt bin.

Da ist ein Klang, ein Ruf in uns. Etwas, zu dem wir berufen sind. Was ist es, was das Leben von mir braucht? Dass wir diese essentielle Frage von unserer inneren Quelle beantworten lassen, ist wichtig, damit wir am Ende unseres Lebens, wie Lisa Fitz es ausdrückt, nicht feststellen: »Mein Leben hat allen gefallen, nur mir selbst nicht.«[61]

»In jedem Moment unseres Lebens ergeht ein Ruf an uns, wenn wir nur zuhören.«[62] Es ist der Ruf der Lebendigkeit in uns. Die

---

61 Lisa Fitz, *Der lange Weg zum Ungehorsam. Erinnerungen für die Zukunft.* S. 7.

62 John Eldregde, *Folge deinem Traum,* S. 106.

Wahl, vor der wir stehen, ist die, uns auf das Abenteuer einzulassen, zu dem uns das Leben – auf jedem Punkt unserer Lebenslinie – einlädt.

Was ist es, was das Leben von mir braucht?

Vielleicht haben Sie Lust, dem Licht in Ihrer Lebensgestaltung auf die Spur zu kommen? Dann halten Sie für die folgende Reflexion am besten einen Stift und Papier bereit, um sich gegebenenfalls Notizen machen zu können. Wir werden der Frage nachgehen, ähnlich wie Regina es tat, was es ist, was Ihr Herz tun will, weil das zur umfassenden Heilung gehört.

Als Einstimmung machen uns die Geschwister aus der geistigen Welt darauf aufmerksam:

> Erinnere, dass Du getragen bist von der kosmischen Hintergrundschwingung, die alles Leben ist, durchdringt und hervorbringt.
>
> Ich bin ein individueller Lichtton des Urlichtes.
> Ich bin das ursprüngliche Schöpfungslicht.
> Seine Frequenz, seine Information
> und sein Klang pulsieren in mir.
>
> Genieße Dich in diesem Ur-Licht,
> das Du bist.
> Lass Dich durchdringen und durchspülen davon.
> Es ist so.
>
> Atme nun in Dein Herzchakra hinein, in die Mitte Deines Brustbeins. Atme dorthin ein und aus, ein und aus, ein und aus … Und halte nun die folgende Frage in Dein Herz hinein: Herz, worauf hast Du Lust?

Was willst Du tun?
Was macht Dir Freude?
Horche, was es antwortet. Höre einfach nur zu. Es ist schön, die Stimme des eigenen Herzens zu hören und mit welcher Klarheit und Kraft und Eindeutigkeit es spricht.
Sprich es laut aus, was Dein Herz zu sagen hat, oder höre es im Stillen.
Wenn Du magst, schreibe Dir die wichtigsten Sätze auf.

Reflexion: Was ist es, was das Leben von mir braucht?
Lass dein Herz antworten:
Mein geliebtes Herz, worauf hast du Lust?
Was möchtest du tun?
Was macht dir Freude?

Sie werden wichtige Impulse zu den Qualitäten bekommen, denen Sie Raum geben möchten. Auch werden Sie eine deutliche Ahnung spüren, wie Ihr Lebensweg weiter verläuft, wenn Sie Ihren Bedürfnissen treu sind und sich vertrauen.

Diese Übung können Sie auch mit einem Freund machen. Ihr Gegenüber leitet Sie an und richtet die Frage an Ihr Herz. Lassen Sie sich von Ihrem eigenen Klang und Ihrer inneren Wahrheit berühren. Sie wissen ja: Sie sind der Heilklang Ihrer selbst.

Wie verläuft Ihr Lebensweg weiter, wenn …

… Sie sich getrauen, der klaren, eindeutigen Stimme Ihres Herzen zu folgen? … Sie Ihrer persönlichen Wahrhaftigkeit vertrauen? … Sie sich der tiefen Gewissheit Ihrer Seele anheimgeben?

Sie erinnern sich: Ich selbst gab in einer Krise endlich nach und entschied, auf meine innere Stimme zu hören. So schrieb ich mein erstes Buch.

Der Durchfluss des eigenen Lichtes in die äußere Realität der Geschehnisse, in die Welt der materiellen Ergebnisse hinein, ist geprägt von Vertrauen. Vertrauen in die eigene Kostbarkeit, die eigenen besonderen Talente. Und auch von der Überzeugung, ja, von dem Wissen, dass jeder etwas Wertvolles zu geben hat – etwas, das gebraucht wird in dieser Welt.

Bringe ich das in die Welt, dann kommen auch die persönlichen Finanzen wieder in den Fluss, wie es bei mir, Regina und sehr vielen Menschen in meiner Coachingpraxis geschehen ist.

Wobei Wohlstand umfassend zu verstehen ist. »Wohl stehen« im Sinne von Zufriedenheit und Beglückung, wenn man das tut, wozu man sich hingezogen fühlt und was einem leichtfällt; die Berührung zu spüren, die davon ausgeht ... All das und vieles mehr gehört dazu. Sollte dabei der finanzielle Rückfluss sich dennoch nicht so einstellen wie gewünscht, hängt es unter Umständen an inneren Dingen, die – bewusst oder unbewusst – querliegen. Zum Beispiel am eigenen Geist, der denkt: Ich kann mir gar nicht vorstellen, dass ich es wert bin, so viel zu verdienen. Oder daran, dass man eine unbewusste Loyalität gegenüber dem Vater oder anderen Personen aus der Herkunftsfamilie ausdrückt, die auch nicht mehr hatten. Oder es liegt vielleicht an der Erfahrung, selbst einmal alles oder einen Großteil des eigenen Vermögens verloren zu haben. All das kann uns beeinflussen und durch unsere wellenartige Verbundenheit in unser eigenes System nachwirken. Unsere natürliche Beziehung zu Geld ist dann nicht gänzlich frei, sondern irgendwie überlagert, gehemmt oder blockiert.

Doch auch solche Prägungen können durchlichtet, gelöst und geheilt werden, ganz ähnlich wie die körperlichen Irritationen. Die Brüder und Schwestern aus der geistigen Welt stellen uns im nächsten Abschnitt hierfür eine wohltuende Heilmeditation zur Verfügung. Sie freuen sich und unterstützen uns, wenn wir sie nutzen.

Dem Licht auf der Spur in den Finanzen

Mit finanziellen Problemen verhält es sich ähnlich wie mit Beziehungsproblemen. Haben wir Schwierigkeiten, uns in einer finanziellen Lage wohlzufühlen, oder haben wir eine Lage geschaffen, in der es uns schwerfällt, zurechtzukommen, so liegt dahinter im Grunde auch eine Beziehungsproblematik.

Unser Verhältnis zu Geld und Wohlstand kann durch unbewusste Aspekte geprägt sein, die es uns entweder leicht oder schwer machen, Geld zu erhalten, zu genießen, mit Geld umzugehen oder uns auch ohne Geld sicher zu fühlen.

Viele Menschen haben die Sehnsucht, eine freie innere Umgangsweise mit diesem Thema zu haben. Oft bleiben sie dafür aber an äußeren Dingen und Machenschaften hängen, die nicht geeignet sind, die darunterliegende Beziehungsstruktur zu heilen.

Wenn wir uns wohl fühlen möchten mit Geld und uns das bislang noch nicht so gut gelingt, bedarf es auch hier der Klärung in unserem Inneren. Auch hier können sich prägende Erfahrungen eingenistet haben, die unser mentales, emotionales oder psychisches System blockieren und uns das Leben schwer machen Der zu sein, der ich bin in meiner ganz natürlichen Kraft und Stabilität und Freude – darum geht es auch bei der Heilung einer finanziellen Problematik.

Lichtmeditation zur Heilung von Finanzen

Vollziehen Sie die folgende Heilmeditation ganz ähnlich wie die für die Selbstheilung Ihres Körpers, und zwar indem Sie zuerst den Einstiegstext aus Kapitel III lesen oder hören und dann den in diesem Abschnitt eingerückten Meditationstext. Vielleicht möchten Sie Ihre Meditation ja auch mit einem Dank beginnen, etwa so: Danke, liebe Seele, dass du da bist, danke, dass ich dich bin, danke für deine Unterstützung und für deine Liebe.

Der Heilung voran steht der Beschluss:

Ich lasse nicht länger meine Begrenzungen und Einengungen, die ich mir selbst geschaffen oder die ich übernommen habe, mein Leben bestimmen.

Ich bin frei
ganz in meinem Licht,
in meiner Stärke
und Kraft
da zu sein.
Das ist mein Licht.
Ich behindere mein
Licht nicht länger
bei der
Durchdringung
meiner Lebensumstände,
Lebensgegebenheiten.

Das Heilende für die Finanzen ist im Inneren zu finden. Hier ist es hell, licht und klar. Das eigene innere Licht hat keine Probleme mit dem natürlichen Geldfluss. Es ist rein und unbehelligt von äußeren Einflüssen. Und es ist frei von inneren Verknubbelungen, von unrechten Verhaltensweisen, die wir einstmals mit Geld an den Tag gelegt haben mögen. Und es ist auch frei von solchen Gedanken, die uns ausbremsen und ein natürliches Verhältnis zum Geld verhindern. Innen ist es hell, licht und klar: Von hier können die segensreichen Heilstrahlen ausgehen, von unserem Seinslicht, der Essenz unseres lebendigen Seins.

Werde Dir gewahr,
dass Du im Inneren
rein und klar und hell bist.
Die lichte Essenz Deines Seins
durchflutet
die Finanzströme,
egal, wie blockiert und verklebt
sie jemals auch gewesen sein mögen.

Lass alles, was relevant ist
an bisherigen Erfahrungen,
Verhaltensweisen,
emotionalen Mustern
und mentalen Speicherungen
und Belastungen, die Dir auf der Seele liegen mögen,
oder auch übernommene Erfahrungen von anderen
ebenfalls von Licht durchfluten.

Deine Seinsstrahlen
aus der inneren Quelle,
sie breiten sich aus
und durchsetzen,
durchdringen,
durchspülen,
durchfluten,
ja, sie sind
Deine Erfahrungen.

Hier und überall
wird es hell
in allem, was Dich
jemals zu dem
Thema Finanzen

bewegt haben mag.
Alles wird, ist durchdrungen
von Deinem Licht.

Lass Dein Licht
mit jedem Atemzug
immer mehr Deine Erfahrungen
und (diesbezüglichen) Speicherungen
und auch Deine einengenden,
in Deine Zukunft gerichteten Erwartungen
von Deiner heilen
Seinsessenz durchpulsen.
Alle Speicherungen,
alles Geprägte
wird durchlichtet,
durchspült
von Deiner lichten
Seinsessenz.

Es ist heil.
Es ist geheilt.
Du bist DA,
In Deinem reinen Licht.

Du bist frei,
die zu sein, die Du bist.
Du bist frei,
der zu sein, der Du bist.
Alles wird hell und klar.
Du bist in Deiner Essenz
zu Hause.

Wiederhole zum Abschluss laut das Bekenntnis:

Ich BIN DA
In *meinem reinen Licht.*
Ich bin frei,
die zu sein, die ich bin.
Ich bin frei,
der zu sein, der ich bin.
Ich BIN hell, rein und klar.
Ich BIN in meiner Essenz
zu Hause.

Es empfiehlt sich, diese Praxis vier Wochen lang täglich auszuüben. Notieren Sie, wenn Sie mögen, die Veränderungen, die Sie während dieser Zeit empfinden, und auch die Erfahrungen, die Sie später machen. Diese Durchflutung können Sie praktisch immer vollziehen, wenn Sie das Gefühl haben, mit Ihren Finanzen sei etwas noch nicht ganz im Reinen.

Die Macht des eigenen Lichtes ist nicht zu unterschätzen. Sie ist die Urkraft des SEINS.

Damit sich unsere segensreichen inneren Anlagen auch ummünzen, ist es ratsam, der eigenen Ausdruckskraft eben genau diese auch zu verleihen, also ihr Tür und Tor in die Welt hinaus zu öffnen. Seinen Lebensweg aus seiner inneren Freiheit und seinen segensreichen Gaben heraus zu gestalten: Das ist der heilsame Neben- und Anschlusseffekt bei der Heilung von inneren finanziellen Verwicklungen.

Ich mache mich frei, die zu sein, die ich bin.
Ich mache mich frei, der zu sein, der ich bin.
Ich erkenne meine innere Freiheit.

Nach diese Heilselbstbehandlung sind Sie frei, Ihr Leben mit Ihrem Geld zu genießen, Geld entgegenzunehmen, es gut und sicher anzulegen und sich vollkommen wohl damit zu fühlen, entspannt, respektvoll und dankbar.

Der eine genießt jetzt vielleicht seinen Lebensabend in vollkommener innerer Ruhe und gelassener Präsenz. Genauso wie ein anderer nun frei ist, seinen beruflichen Weg neu zu starten in seiner Präsenz, inneren Gelassenheit und Kraft. Er kann nun angenommen werden von seinen Kunden, die (zu seinem Talent) passende Arbeitsstelle finden, und das Geld fließt mühelos. Wichtig ist, dass wir uns treu sind, das heißt, dass wir unser eigenes Licht achten, es nicht unter den Scheffel stellen, sondern genau dorthin bringen, wo es sichtbar ist und gut wirken kann: mitten ins Leben.

Ich bin da.
Ich gebe Segensreiches.
Und Segensreiches kehrt zu mir zurück.

Kapitel V –
Dem Licht auf der Spur in meinen Beziehungen

Nun haben wir unseren Körper, unsere berufliche Lebensgestaltung und die Finanzen aus unserem Inneren erhellt. Das Gleiche können wir auch noch für unsere Beziehungen tun.

Wir haben es in der Hand, wie viel Licht in unseren Beziehungen ist, das heißt, wie hell, konstruktiv und wertschätzend wir uns auf unsere/n Partner/in, auf Familienmitglieder, Freunde und die Menschen an unserem Arbeitsplatz beziehen.

> Es steht mir frei, wie ich mit meinem L*ich*t
> anderen (L*ich*tern) begegne.

Mir selbst hell und freundlich zu begegnen, mit zärtlicher Zugewandtheit zu meiner Seele, ist der erste Schritt. Denn die Achtung für das eigene Licht lässt ganz automatisch auch unsere Beziehungen zu anderen heller werden. Einfach weil sich unsere Empfindsamkeit erhöht – für unsere eigene Kraft, Schönheit und Potenz und Unermesslichkeit. Wir können dann gar nicht anders, als auch mit den anderen behutsamer und achtungsvoller umzugehen.

Es ist einfach ein anderer Blick auf die Menschen, der sich einstellt, ob der Mensch nun *ich* heißt oder *der andere*. Dieser Blick ist nicht mehr reversibel. Im Gegenteil, er prägt sich sogar immer mehr aus.

Obgleich unsere Seelenschönheit facettenreich und von machtvollem Wesen ist, kann uns im schnöden Alltag der Blick für sie verloren gehen. Und dann hängen wir fest in den ganz normalen menschlichen Verwicklungen und Begebenheiten. Im Ärger und Zorn über den ignoranten Kollegen; in der Wut und den Kränkungen, die einem der pubertierende Sohn zugefügt hat; im Frust und in der Enttäuschung über die Achtlosigkeit, mit der einem der Partner begegnet; in der Ablehnung, die wir der nervigen Schwiegermutter gegenüber empfinden; im Hader mit dem idiotischen Autofahrer, dicht vor, hinter oder neben mir.

Das ist normal. Ich selbst kenne das nur allzu gut. Doch während all das geschieht und in mir tobt, bin ich – und ist jeder von uns – das Licht. Es ist unbeirrt da. Es kann überlagert und vergessen werden, ja. Doch da ist es immer. Es ist unser urgründlicher Wesenszustand.

»Das ist ja schön und gut, und sicher leicht gesagt«, mögen Sie einwerfen, »aber was ist, wenn ich gerade mittendrin stecke in dem Hader, Ärger und Zorn? Wo ist dann mein Blick für das Licht in jedem geblieben, geschweige denn für mein eigenes?«

Ja, genau. Auch da geht es mir ganz und gar nicht anders. Und deshalb werden wir auch darauf eingehen, was in solchen Alltagssituationen helfen kann. Ganz pragmatisch. Damit es heller wird, in uns und um uns herum.

Das Licht in meinen privaten Beziehungen

Die Beziehung zu mir selbst

Die intimste Beziehung habe ich natürlich zu mir selbst. Ich bin unentwegt mit mir unterwegs, das ganze Leben lang verbringe ich in meiner Gesellschaft. Von daher ist es wichtig, wohlwollend mit mir zu sein, wie mit einem Kind, das sich entfalten will. Doch das Verständnis für die eigene schöne, liebenswerte Person kann leicht vergessen gehen, das kennen wir alle. Sei es durch belastende Erfahrungen oder durch Achtlosigkeit im Alltag. Und dann hadern wir und müssen uns so einiges von uns selbst – über uns selbst – anhören. Eine ungute Beschallung, die da in unserer Innenwelt stattfindet. Frönen wir immer wieder einer negativen Selbstbeurteilung und erzählen uns, wir seien (noch) nicht gut genug, müssten dieses und jenes noch perfektionieren oder ganz anders machen, dann haben wir uns selbst damit nicht gedient. Das Zentrale, was es erzeugt, ist Druck. Und das Gefühl, mangelhaft zu sein.

Es ist nie genug
... was ich zu geben habe.
... was ich geleistet habe.
... was ich gewonnen und verdient habe.
... wie ich mich ausgepowert habe.
... wie ich Beziehungen führe.
... wie ich anderen helfe, für andere da bin.

Mit solcherlei Selbstkritik schalte ich meinen Dimmer ein und schüre innere Unruhe und Zerrissenheit. Rastloses Tun beginnt. Ich begebe mich ins spirituelle, geistige, mentale und aktiv handelnde Hamsterrad.

Die geistige Welt sagt uns dazu:

> Wenn Ihr Euch darin unterstützen wollt, eine liebevolle Sicht auf Euch und eine zugewandte Beziehung zu Euch selbst zu entwickeln, könnt Ihr einen Lichtabdruck setzen zwischen Euch und Eure oftmals nicht nährenden Gedanken über Euch selbst.

Wenn wir wiederkehrend zu negativen Selbsturteilen neigen, ist unser Denken über uns selbst und unser eigenes vollkommenes Sein nicht in Einheit, sondern in eine Zweiheit geraten. Unsere Denkqualität stimmt dann nicht mit unserer Seinsqualität überein. Wir können uns also auch hier in der Heilung unterstützen und eine zarte Liebesbeziehung zu uns selbst entwickeln, indem wir einen Lichtimprint setzen zwischen unsere Person und den Blick auf uns selbst. Auch hier heilen wir uns mit unserem ureigenen Licht.

Im Folgenden werden wir uns selbst ganz neu begegnen und Facetten von uns entdecken, die äußerst liebenswert sind.

Wie Sie einen Lichtimprint für die Selbstliebe setzen

Einen solchen Lichtimprint setze ich also zwischen mein wundervolles SEIN, das immer und vollkommen in Ordnung ist und meinen Blick auf mich selbst. Hier wird heilende, lichte – meine – Energie benötigt, damit mein Blick langsam dem gerecht werden kann, das ich BIN. Wundervoll. Einzigartig. DA. Nicht fehlerhaft. Nicht mangelhaft. Einfach DA.

Sich neu zu entdecken ist der heilsame Weg eines jeden Genesenden.

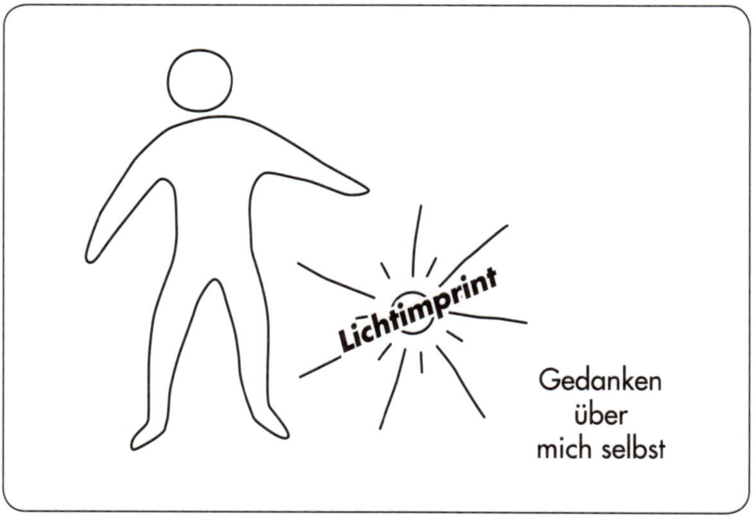

Abb. 10: Heilung von Selbsturteilen – der Lichtimprint wird zwischen mich selbst und meine Gedankenwolke gesetzt

Allein durch meine geistige Absicht installiere ich einen Lichtimprint für die permanente Beschallung meiner selbst mit Liebe. Das ist ganz leicht: Sie stellen sich einfach vor, wie Sie selbst in Ihrer Vollkommenheit da sind und wie Ihre unzuträglichen Gedanken über sich selbst externalisiert sind und ihr Unwesen in einer Dunstwolke treiben, außerhalb von Ihnen. Nicht wertschätzende Gedanken haben nichts mit Ihnen zu tun, mit Ihrem wahren Wesen. Also, lassen Sie sie da oben schweben und setzen Sie einen Lichtimprint (eine Dopplung Ihres Seelenlichtes) zwischen sich und diese Gedankenwolke. Sie werden sehen, wie die Wolke mehr und mehr durchlichtet wird und sich auflöst – wie Sonnenstrahlen, die auf Nebel treffen, diesen durchdringen und allmählich verschwinden lassen. Sichtbar wird, was wirklich da ist. Klarheit entsteht. Durchblick auf das *Wesen*tliche.

Zarter geht es kaum mehr.
Schöner geht es kaum mehr.

Was für ein wertvoller, würdevoller, liebenswürdiger und einzigartiger Mensch – mit all seinen individuellen Facetten, den ich da anschaue, wenn sich meine Perspektive auf mich selbst etwas gewandelt und zu*recht*gerüttelt hat, um das zu sehen, was wirklich da ist.

Im Grunde geht es auch hier um ein Nachhausekommen. Wir beschallen sozusagen unser Selbstbild mit der heilenden Frequenz unserer Seele. Alte, störende, einengende Gedanken und die entsprechenden Gefühle werden durchlichtet, geheilt und so in ihre natürliche Ordnung und damit zum Mitschwingen gebracht. So können wir wieder ganz im Einklang mit uns selbst sein. Wir entdecken uns vielleicht zum ersten Mal in unserer ganzen Schönheit. Staunen ist erlaubt und passiert geradezu zwangsläufig.

Sie werden Veränderungen beobachten, wie Sie sich selbst liebevoller, versöhnlicher, einfühlsamer, freundlicher und heiterer begegnen. Und wir wissen ja, dass das heilt und zu einem *ein*vernehmlichen Umgang mit sich selbst beiträgt.

Erfahrung mit dem Lichtimprint

Der Lichtimprint ist ein besonders wertvolles Geschenk, eine Einweihung in das Wissen, wie wir unser eigenes Licht nutzen können, die Qualität unseres Lebens deutlich zu verbessern bzw. um unser Leben vielleicht in einer ganz neuen und ursprünglich guten Qualität zu führen.

Sabrina, Mitte 40, umgab oft ein trauriger Schleier. Häufig musste sie sich sehr zusammenreißen und innerlich immer wieder ihre Kräfte sammeln, um im Alltag zu funktionieren und die nächsten Aufgaben in ihrem Job positiv zu gestalten. Im Grunde aber fühlte sie sich ausgelaugt und leer, bisweilen sogar verzweifelt und depressiv. Sollte das eine Midlife-Crisis sein? Oder war es eine hormonelle Verschiebung, die ja auch Depressionen schüren kann? Sabrina stellte sich grundsätzliche Sinnfragen: Wozu hatte sie es eigentlich gebracht? Hatte es sich gelohnt, ihr bisheriges Leben? Im Vergleich mit anderen empfand sie sich als Verliererin, meinte, sie hätte nichts oder nur kaum etwas geschafft. Auch wenn man von außen betrachtet eine erfolgreiche Geschäftsfrau sah. Ja, natürlich, gab sie zu, das war sie auch, doch oft hatte sie Existenzängste, finanzielle Sorgen und verurteilte sich dafür, dass sie ihr Leben bisher nicht besser auf die Reihe gekriegt hatte, nicht mehr Geld angespart und das Unternehmen nicht noch besser positioniert hatte.

Immer wieder nahm ein trauriger Schleier sie gefangen. »Warum bist du nur so todtraurig?«, fragte dann ihr Mann bekümmert. »Ich würde so gerne spüren, als ganz selbstverständliches Lebensgefühl, dass dieser Planet ein sicherer Ort für mich ist«, antwortete sie ihm eines Tages. Ihr Lebensgefühl war eher von der Art, sich von Tag zu Tag zu retten, von Ergebnis zu Ergebnis, von einem Auftrag zum nächsten. Wie wenn man versucht, über wenige aus dem Wasser herausschauende Steine einen Gebirgsbach zu überqueren. Sicher war das nicht, denn dazwischen war ein reißender Bach, der ihren Untergang, ihre Nichtexistenz, hätte bedeuten können.

Viele Seminare hatte sie schon besucht, auch Psycho- und Traumatherapien und spirituelle Heilsitzungen, doch Zuversicht musste sie sich innerlich mühsam erarbeiten. Immer wieder sackte sie in die Traurigkeit ab, was natürlich auch für ihre Ehe belastend war. »Dann merke ich, dass du gar nicht richtig da bist«, meinte ihr Mann. »Wie kann ich dir nur helfen?«

Mit dem Lichtimprint sowie der Beziehungs- und Finanzheilung in diesem wie im vorigen Kapitel konnte Sabrina sich selbst befreien. »Ich habe noch nie ein so selbstverständliches Lebensgefühl aus dem Sein heraus gespürt wie jetzt. Seit ich die Lichtheilung mit meinem eigenen Seelenlicht gemacht habe, bin ich einfach gut mit mir. Ich lebe aus dem Hintergrund des Seins. Aus der Seinsfülle, der Lichtquelle, die ich bin. Wenn jetzt mal etwas schief- oder nicht so optimal läuft und ein Kunde vielleicht eine Kleinigkeit bemängeln könnte, fangen keine Selbstzweifel bei mir an. Ich kann das alles viel neutraler sehen. Wenn etwas wirklich nicht gut war, dann kann ich mir überlegen einzuschreiten, aber nun aus einer ganz anderen Souveränität heraus. Ich fühle mich bei allem, was ist, in Ordnung. Das Gefühl, gut genug zu sein, kannte ich früher überhaupt nicht. Und das hat mich mein Leben lang zermürbt. Früher rotierten meine Gedanken bei dem kleinsten, manchmal auch nur vermuteten Fauxpas, und ich überlegte, begleitet von Selbstvorwürfen, was ich hätte besser machen können. Das ist weg. Auch die Sorgen tangieren mich nicht mehr wirklich. Ja, ich hatte sie mal, ich sehe sie am Rande dort stehen, aber sie haben keine Relevanz mehr. Das ist ein solcher Gewinn. Zum ersten Mal bin ich angekommen in meinem Sein. Ich bin zu Hause.«

Das innere Licht in sich zu erleben und zu lieben ist der Anfang von allem. Wie wir in dieser Verbundenheit mit uns selbst die Liebe in unserem Herz spüren können und wie still und machtvoll diese auch in Partnerschaftskonflikten wirken kann, zeigt das folgende Erlebnis.

Das Licht in Konflikten in der Partnerschaft

Eines Abends stritt sich Hanna furchtbar mit ihrem Ehemann. Immer mehr verhakelten sie sich ineinander. Irgendwann begann Hanna, sich selbst und ihren Mann dabei zu beobachten. Sie schaute quasi von außen auf diese beiden Streithähne und unwillkürlich dachte sie: »Ich will das nicht. Ich will die Liebe.« Auf der äußeren Ebene gab ein Wort das andere, und so nahm das Pingpongspiel – wir alle kennen solche Wortgefechte – seinen Lauf. Doch währenddessen stand sie neben sich und wiederholte innerlich: »Ich will das nicht. Ich will die Liebe.« Nachdem das Streitgespräch eine unerquickliche Viertelstunde gedauert hatte, verstummten plötzlich beide, schauten sich verdutzt an und mussten lauthals lachen. Hanna erzählt: »Sebastian fragte mich: ›Worüber haben wir gerade gesprochen?‹ Erstaunlich war: Der Streit war von einer Sekunde auf die andere weg. Ich konnte noch nicht einmal sagen, warum wir uns noch vor einer Minute gestritten hatten. Das Thema war völlig weg, es hatte sich aufgelöst. Ich dachte, das gibt es doch nicht! Das, worin wir uns noch bis eben so ernsthaft verbissen hatten, war nicht mehr greifbar.« Offensichtlich hatte ihre Konzentration die Liebe, diese hoch schwingende Frequenz, die Kehrtwende gebracht.

Ein anderes Mal, als sich Hanna und Sebastian gerade in einer längeren Krise befanden, kam es wieder zu einem Konfliktgespräch. Hanna berichtete mir im Nachhinein: »Während Sebastian immer weiter sprach und seinen Unmut äußerte, habe ich mich auf mein Herz konzentriert und die Liebe in mir gespürt.

Ich habe mein Herz immer weiter aufgemacht wie einen Fächer.« Ich sagte Hanna, dass ich das ganz schön mutig von ihr gefunden hätte, und fragte sie, ob sie keine Angst gehabt habe, verletzt zu werden. Ihre Antwort lautete: »Nein, das nicht. Die Liebe kann nicht verletzt werden. Das spüre ich ganz deutlich, wenn ich mein Herz aufmache. Ja, klar, natürlich ist es nicht angenehm, Vorwürfe zu hören, oder Dinge darüber, wie er mich gerne hätte und wie ich aber nicht bin. Was mir dann hilft, ist, mein Herz immer weiter aufzumachen, Stückchen für Stückchen, und die Liebe *in mir* zu spüren, und für diesen Menschen, der mir gegenübersitzt.«

Auch bei diesem Streit war ihr Mann irgendwann verstummt, nachdem er ihr immer noch einen Brocken hingeworfen hatte, und noch einen. Schließlich fragte er verdutzt: »Was war gerade das Thema?«

Hanna hatte einfach nur zugehört, während sie in ihrer inneren Qualität der Liebe geblieben war. Die beiden verbrachten dann noch einen angenehmen Abend miteinander.

Dieser Geist wirkt offensichtlich wandelnd. Ob es uns gelingt, Ihnen, mir, das Herz aufzumachen für den Menschen, der uns gegenübersitzt, wer auch immer es ist? Gelingt uns das, gerade wenn die Situation eng und angespannt ist? Auf jeden Fall ist es eine schöne Anregung. Wir können es ausprobieren. Die nächste herausfordernde Begegnung kommt bestimmt.

Ich erzähle diese Geschichte, weil sie zeigt, wie kraftvoll und wandelnd ein Geist der Liebe ist, und weil sie zeigt, wie schön es ist zu entdecken, dass diese Kraft und Qualität in uns ist. Wir müssen nichts hinzufügen, ändern, trainieren oder was auch immer.

Liebe kann man nicht üben, **sagen uns die Brüder und Schwestern im Licht.** Es ist Eure SEINSnatur. Alles was Ihr »tun« könnt, ist, sie zu vergessen. Und dann könnt Ihr den Vorhang des Vergessens wegschieben. Indem Ihr Euch besinnt, indem Ihr Euch nach innen fallen lasst mit Eurer Aufmerksamkeit und sofort

die Liebe spürt, die in Eurem Inneren ruht. Lasst Euch nicht ablenken von den äußeren Gegebenheiten. Auch Worte können viel Wirbel erzeugen und ablenken von dem, was wirklich IST. Vorwürfe, Hader, Ärgernisse sind das Gestrüpp außen rum um Deine wahre Seinsessenz, die dem Unkraut beim Wachsen zusehen kann – gleichmütig, distanziert oder auch entschlossen, dem keine Nahrung mehr zu geben.
Was Ihr viel lieber zur Sprache bringen solltet, ist, was Euch im Herzen wirklich bewegt. Der gleichmütige und entschlossene Geist der Liebe und die klaren Worte sind es, die Euch selbst befreien und den Weg bereiten zu Eurer inneren Heimat. Sie wartet darauf, Euch begrüßen zu dürfen – Ihr Spätheimkehrer. Es ist ein freudiger Empfang und ein Einswerden mit Euch selbst, ein Baden und Aufgehen in Eurer eigenen Schönheit.
Benutzt beides, um Licht in Eure Partnerschaften zu bringen: Euren schönen, machtvollen Geist, der im Inneren unbescholten wohnt – die Kraft der Liebe, Eure Seinsstruktur – und die Klarheit aufrichtiger Worte. Siglinda ist da schon länger unterwegs mit einer Methode, die sie und die ganze Welt von Dr. Rosenberg geschenkt bekommen hat. Lasst Euch von Beispielen berichten, wie ein klarer, aufrichtiger Geist wirken kann: heilsam und nährend für alle Partner.

Wertschätzend kommunizieren

Sich zu erklären, das heißt, klar und transparent zu machen, was jeder braucht, was jeden wirklich bewegt und beschäftigt – auch in einem Streitfall –, halte ich für wichtig und geradezu unerlässlich für eine gelungene Partnerschaft. So soll die eben erzählte Geschichte auch nicht den Eindruck entstehen lassen, wir könnten auf Aussprache verzichten. Da kamen auch Hanna und Sebastian nicht drum herum. Wir Menschen brauchen die Worte, um uns zu verständigen. Und auch das ist wiederum ein Heilklang: Wenn wir das aussprechen, was wir schätzen oder auch was uns stört, uns fehlt, was wir vermissen. Kurzum, es geht um das Aussprechen dessen, was uns am Herzen liegt. Beste Erfahrungen habe ich hier mit wertschätzender Kommunikation gemacht. Es ist eine Art, sich klar auszudrücken und vorwurfsfrei das zu benennen, worum es einem selbst *wirklich* geht. Welche Bedürfnisse da sind, welche Bedürfnisse in der letzten Zeit vielleicht zu kurz gekommen sind – schlicht darum, welche Qualitäten man erleben will und welche Ideen man hat, diese umzusetzen.

Diese Art der wertschätzenden Kommunikation geht auf Marshall Rosenberg und sein Modell der Gewaltfreien Kommunikation (GfK)[63] zurück. Er hat eine wunderbar einfache und effektive Methode entwickelt, wie wir in eine echte Verständigung kommen können.

Sie ist so erfolgreich, dass sie in mehr als 40 Ländern auf der Welt angewendet wird – in der politischen Konfliktlösung in Krisengebieten, in ethnischen Konflikten, in Schulen, in Familien, in Paarbeziehungen und in vielen weiteren Kontexten.

Doch bleiben wir in den Partnerschaften. Da, wo die Zweisamkeit und die Beziehung am engsten und das Bedürfnis, sich gut zu verstehen, am größten sind. Und obwohl das so ist, werden häufig nur Vorwürfe ausgetauscht, und die Widerstände und gegenseitigen Verhakelungen werden immer dichter. Es ist manchmal richtig verzwickt in Gesprächen mit dem Partner: Unverständnis, Intoleranz, Frust und ein Gefühl des Voneinander-entfernt-Seins nehmen zu, je mehr man redet und sich bemüht, verstanden zu werden. Und schlimmer noch: Die Chance, verstanden zu werden, scheint mit jedem Satz, den man noch hinzufügt, zu schwinden. Zurück bleibt ein Gefühl von Ohnmacht, Traurigkeit, Wut und Enttäuschung.

Das muss nicht so sein. Es kann gelingen, in eine Qualität von echter Verständigung zu kommen, sofern wir authentisch sagen,

---

63 Dr. Marshall B. Rosenberg, *Gewaltfreie Kommunikation. Eine Sprache des Lebens*. Siehe auch http://www.cnvc.org sowie www.gewaltfrei.de

was wir fühlen und worum es uns *eigentlich* geht, hinter dem vordergründigen Schlagabtausch.

Wenn mich mein Partner angeht, wenn er aufgeregt und echauffiert ist, dann höre ich zu und versuche zu spüren, worum es ihm wirklich geht. Ich frage nach: Was hättest du gebraucht? Worum geht es dir da? Was ist also dein Bedürfnis? Und welche Idee hast du, wie du das umsetzen möchtest? Was kann ich dafür tun? Es ist das Wertvollste, das ich aus der wertschätzenden Kommunikation gelernt habe: Wenn mich jemand anraunzt, Vorwürfe oder Vorhaltungen macht, dann ist bei diesem Menschen, sei es mein Partner, Vermieter oder Kollege, ein lebensdienliches Bedürfnis zu kurz gekommen. Er meint dann gar nicht mich und dass mit mir als Person etwas nicht in Ordnung wäre, sondern er sagt etwas *über sich selbst* aus (das, zugegeben, etwas verklausuliert als mir gegenüber geäußerter Vorwurf daherkommt). Also versuche ich hinter seinen Unmut zu schauen und zu fragen, was es ist, was dieser Mensch wirklich braucht. Und dann kann man ja gucken, was er und was ich dafür tun können, dass es sich realisiert. Da sind dann tausend Möglichkeiten offen.

Nehmen wir Inge und Hans. Sie sind seit über 15 Jahren verheiratet. Beide berufstätig und in ihrem Job gut eingespannt. Hans liebt es, zum Ausgleich Fußball zu spielen mit seinen alten Kumpels. Die Mannschaft der »alten Herren« trifft sich jeden Donnerstagabend zum Training. Just an diesem Donnerstag bedauert Inge, dass Hans seine Sporttasche packt und im Begriff ist, aufzubrechen. Vielmehr hat sie sich nach einem gemeinsamen Abend gesehnt. War doch die ganze Woche über an jedem Abend etwas los gewesen. Der Elternabend, die Kundenveranstaltung, die Auseinandersetzung mit Paul, ihrem zweitältesten Sohn, und sein Verhalten, das ihr immer noch Sorgen bereitet – es war einfach viel gewesen, das zurückliegende Pensum.

Daher sehnt sich Inge jetzt nach einem Abend zu zweit, gemütlich zu Hause auf dem Sofa, mit Kerzen, Essen, kuscheln, streicheln ... Hans dagegen ist wie gesagt zum Fußball verabredet. Er will gerade nach seiner Jacke greifen, um das Haus zu verlassen, als er Inge mit verschränkten Armen in der Wohnzimmertür stehen sieht.

»Immer musst du zum Fußball!« Das sagt sie mit vorgeschobenem Kinn und einem Blick, der keinen Zweifel daran lässt, dass sie enttäuscht ist und etwas ganz anderes von ihm erwartet. »Kannst du nicht mal zu Hause bleiben? Mir zuliebe? Du kannst doch nächste Woche wieder gehen. Och, komm! Bleib doch hier. Wir machen es uns gemütlich, hm?«

Merken Sie, wie Hans in die Bredouille kommt, wie es eng für ihn wird? Auf der einen Seite will er zum Fußball, auf der anderen Seite möchte er Stress mit seiner Frau vermeiden. Beides scheint nicht zu gehen. Oder, doch?

Was wäre, wenn Inge gesagt hätte: »Die ganze Woche über war so viel los, ich bin völlig platt. Ich hätte Lust, mit dir allein zu sein, einfach nur wir zwei. Ich sehne mich so nach Zärtlichkeit. Wie wäre es, wenn du heute Abend zu Hause bliebest? Aber sag mal, wonach dir ist.« Das hätte ihm die Möglichkeit gegeben, auf sie zuzugehen, sie liebevoll, mitfühlend und zärtlich in den Arm zu nehmen und zu sagen:

»Mmh, ich habe mich auf den Sport gefreut. Ich muss mich einfach mal auspowern. Nachher mit den Jungs noch ein bisschen zusammensitzen, ein paar blöde Witze reißen, einfach mal abschalten – Ich glaube, das täte mir gerade gut.«

Ihre Unterhaltung wäre vorwurfsfrei geblieben, und auf dieser Basis hätten sie gemeinsam eine Lösung finden können. Hans hätte zum Beispiel vorschlagen können: »Lass uns doch am Wochenende die Kinder zu meinen Eltern bringen, dann haben wir mal Zeit für uns. Was hältst du davon?«

Wenn Inge geantwortet hätte: »Nein, das geht bei mir nicht. Für Freitag habe ich schon Ulrike zugesagt, ihr beim Umzug zu helfen«, hätten sie sich auf Samstag einigen und beide hätten sich auf das bevorstehende Wochenende zu zweit freuen können.

Was ist es, das jeder braucht?

Erst wenn alle Bedürfnisse auf dem Tisch liegen – bei Hans das Bedürfnis nach Bewegung, sportlicher Aktivität, Geselligkeit, Austausch, Entspannung und Humor und bei Inge das Bedürfnis nach Zweisamkeit, Nähe, Geborgenheit, Austausch, Berührung, Zärtlichkeit –, besteht die Chance, überhaupt verstanden zu werden. Und erst dann können gemeinsam Lösungen gefunden werden, die die Bedürfnisse eines jeden berücksichtigen und erfüllen.

Hätte Inge geschmollt und Hans ein derart schlechtes Gewissen gemacht, dass er klein beigegeben und auf sein Training verzichtet hätte, können wir uns vorstellen, wie mechanisch und geistesabwesend er Inge gestreichelt hätte – einfach, weil er vermutlich in Gedanken bei seinen Kumpels gewesen wäre, wie sie nun frisch geduscht und körperlich wohlig erschöpft das erste kühle Bierchen gemeinsam zischen würden. Auch wäre er im Inneren verdrießlich und sicher etwas wortkarg gewesen. So aber hätte Inge sich den gemeinsamen Abend garantiert nicht gewünscht und sicher etwas daran etwas auszusetzen gehabt. Letzten Endes wären also die Bedürfnisse von *beiden* unbefriedigt geblieben.

Unser Leben wird lebendiger und erfüllter, wenn wir für unsere Bedürfnisse einstehen. Es wird heller in meinem Leben und in meinen Beziehungen, wenn ich das achte, was in mir lebendig ist, und wenn ich genauso das achte, was im anderen lebendig ist. Das Licht in Konflikten ist genau hier zu finden: in den verschütteten, oftmals nicht ausgesprochenen Bedürfnissen. Kommen sie ans Tageslicht, fühlen wir uns befreiter und wieder mehr bei uns selbst angekommen. Ja, es hilft, sich zu erklären, das heißt zu erzählen, was einen wirklich bewegt. Und ebenso, vom anderen hören zu wollen, was ihn bewegt. Dann entstehen echte Verständigung und Verbundenheit. Nähe wird erst dann möglich, wenn wir Nähe zu uns selbst empfinden.

Ich bin mir nahe.
Dann ist auch eine Annäherung zum Nächsten möglich.
Sie folgt aus der Nähe, der Liebe zu mir selbst.
Wertschätzend zu kommunizieren, das ist Selbstliebe und Liebe ganz pragmatisch.

Das Beispiel von Hans und Inge mag Ihnen banal erscheinen, doch es steht stellvertretend für viele Situationen in einer Partnerschaft. Und es steht für eine grundsätzliche Haltung, die deren Helligkeit zu bewahren vermag. Ich achte mich in meinen Bedürfnissen. Ich achte dich in deinen Bedürfnissen.

Dazu gehört der Mut, die eigenen Bedürfnisse authentisch und ehrlich zum Ausdruck zu bringen, die Bereitschaft, sich zu zeigen, mit dem, was einen umtreibt. Und dazu gehört genauso die innere Offenheit, dem anderen wirklich zuzuhören und für Überraschendes und Dahinterliegendes (hinter dem Offensichtlichen, oft Gehörten und Vermuteten) einen Boden zu bereiten, auf das es fallen kann, so dass es gesehen und geachtet werden kann. Kurzum, dazu gehört die Bereitschaft zu einer echten Begegnung. So als würden Sie Ihren Partner jeden Tag aufs Neue kennenlernen. Diese Frische und Aufgeschlossenheit in der Haltung erfrischt die ganze Beziehung. Es ist wie das Mittel, das man ins Blumenwasser streut, damit der Strauß länger frisch bleibt.

Wenn ich Paare beobachte, die lange zusammen sind, kommen mir deren Partnerschaften oft etwas gedimmt und lebensleer vor, so als hätte jeder einen Teil seiner Lebendigkeit eingebüßt. Sie atmen etwas aus, das man vielleicht als Lebensverlust bezeichnen könnte. Und das, so vermute ich, weil beide über eine lange Strecke versäumt haben, über das zu sprechen, was ihn/sie wirklich bewegt und was er/sie tun möchte, ob für sich allein oder gemeinsam.

Meine Devise ist: Partnerschaften lohnen sich nur dann, wenn sie das Leben eines jeden lebendiger machen. Also, was ist es, was jeder Partner braucht? Die Frage gehört integriert und öfter gestellt, wenn es heller und lebendiger zugehen soll in unseren Beziehungen.

Was, wenn ich mit Menschen aneinandergerate?

Ja, wo ist das Licht geblieben, wenn ich mitten in einer Auseinandersetzung stecke? In Wut, Verletzung und Ärger?

Es ereignete sich in Volkers Freundeskreis. Unter zweien der Gruppe, Harald und Ines, kam es seit einigen Wochen wiederholt zu Streit. Bis Harald Ines irgendwann ausgrenzte und nicht mehr über die gemeinsamen Treffen der Gruppe informierte. Volker, der eigentlich unparteiisch war, suchte das Gespräch mit Harald und gab ihm zu verstehen, dass es aus seiner Sicht nicht in Ordnung sei, jemanden auf diese Weise auszugrenzen und ins Abseits zu stellen. Daraufhin reagierte Harald äußerst heftig, schrie Volker an und ließ ihn schließlich stehen. Unfreiwillig war Volker so in den Streit zwischen Harald und Ines involviert worden. »Ein tiefer Riss ging durch unsere Freundschaft«, erzählte er mir später. »Rund um die Uhr, in jeder Sekunde, in der ich nicht auf die Arbeit konzentriert war, beschäftigte mich der Vorfall. Das ist mir richtig ins System gefahren. Mein Gedankenkarussell kreiste darum bei jeder Gelegenheit. Ich war außer mir, voller Wut, Zorn und Enttäuschung.«

Von außen betrachtet, mag es uns nicht so dramatisch erscheinen, doch wir alle kennen vermutlich ähnliche Situationen, in denen man aneinandergerät und irgendetwas in uns getriggert wird, so dass man sich eine normale Begegnung zukünftig kaum noch vorstellen kann.

Volker machte die Lichtheilung zu Beziehungen, und bereits nach sechs Tagen rief er mich an und sagte: »Das Wunder ist vollbracht. Gestern Abend begegneten wir uns in der Gruppe. Es war zwar etwas bemüht und zurückhaltend, aber ich war wie gewünscht ganz im Frieden und bei mir.«

Volker hatte die im folgenden Abschnitt zu findende Lichtmeditation zur Heilung von Beziehungen gemacht und darüber Protokoll geführt. Darin hatte er zunächst das Problem und sein damals aktuelles Befinden geschildert (wütend, zornig, enttäuscht). Und er hatte sein Ziel benannt, das lautete: »Ich möchte im inneren Frieden sein mit dem, was ist. Möchte wieder in und bei mir sein und meine Gefühle und Wahrnehmungen würdigen. Gleichzeitig möchte ich in völliger Neutralität Haralds Realität stehen lassen können.«

So können Sie mit jedem Beziehungsstress, den Sie empfinden, verfahren: Notieren Sie zunächst die Thematik und wie es Ihnen in der Situation geht und tragen Sie neben Ihrem Ziel auch die Intensität ein, wie sehr Sie die aktuelle Situation belastet.

Beginnen Sie dann mit der Lichtheilung und notieren Sie in Stichworten, was Sie an täglichen Veränderungen beobachten. Das Protokoll im Anhang steht Ihnen dafür zur Verfügung. Das Aufschreiben ist wichtig – zum einen, um Veränderungen bewusst wahrzunehmen und zum anderen, um schon einen ersten Abstand zum Geschehen zu bekommen. Im Externalisieren (wenn ich etwas aufschreibe kreist es nicht mehr nur in meinem Inneren und außerdem würdige ich es dadurch) passiert schon der erste Schritt der Loslösung. Fahren Sie dann mit der folgenden Lichtmeditation für Beziehungen fort.

Wie ich meine Beziehungen durchlichte und heile

Das größte Leid entsteht in Beziehungen, ob als Kind, wenn ich nicht beachtet, nicht geliebt oder gar misshandelt werde; im späteren Kindes- und im jugendlichen Alter, wenn ich unter Ausgrenzung, Scham, Wut oder mangelnder Ausdrucksmöglichkeit leide, oder als Erwachsener, wenn ich mich nicht geachtet, gesehen und gewürdigt fühle mit den Ideen, den Empfindungen und den Bedürfnissen, die ich habe. Die Spielarten des Leids sind unbegrenzt.

Dabei entsteht das meiste Leid doch nur durch das Zusammenspiel von dem Ich und dem Du (die beide in ihrem Licht vollkommen in Ordnung sind) oder durch das Zusammenspiel zwischen mir und meinem inneren Dialog. Die gute Nachricht ist: Alles, was an Beziehungsleid da ist, kann ich mit meinem inneren Licht heilen. Der Entschluss genügt:

> Ich mache mich frei davon.
> Das ist der Beginn jeder Beziehungsheilung.

Bitten Sie einfach darum, bevor Sie beginnen, die Lichtmeditation zu machen, dass alles, was mit der Erfahrung zusammenhängt, von Ihrem eigenen Licht durchspült, durchflutet und durchlichtet wird. Sie müssen nicht wissen, was genau im System hängt oder sich zu (dunklen) unguten Knäueln verdichtet hat. Bitten Sie einfach *Ihr* eigenes Licht, sich in alle Winkel, Achsen und Felder des Seins, was Ihre Person betrifft, auszubreiten und nach und nach alles im Zusammenhang mit dem Problem Stehende zu durchlichten.

Sorgen Sie wieder für einen ungestörten Raum und Stille und lesen Sie wie bei jeder Heilung den Einstiegstext aus Kapitel III. Folgen Sie dann der hier anschließenden Lichtmeditation:

Lichtmeditation zur Heilung von Beziehungen

Ich mache mich frei von dem Leid.
Ich durchlichte mich
und meine Erfahrungen
und Anhaftungen,
emotionale Prägungen
und was sonst noch dazugehört.

Alles, was noch mitschwingen mag
und mich belastet,

wird durchlichtet
von meinem heilen, kraftvollen Seelenlicht.

ES IST DA
und präsent
in jedem Winkel
meines Körpers.
Es durchflutet
mein ganzes Körpersystem,
meine mentale,
emotionale
und seelische Schicht.
Auch mein Geist
und meine spirituellen Ebenen
werden und
sind vollkommen
durchlichtet
von meiner eigenen Seinsessenz
und ihrer
ureigenen schönen Frequenz,
dem heilen Licht
des Seins.

Mein Licht
der Lichter
IST DA.

Lass es Dich durchströmen in jeden Winkel hinein, in alle hinderlichen Muster, Erlebnisse und Anhaftungen hinein. Spüre, wie das Licht Deine Sorgen durchdringt.
Lass es Dich und Deine Erinnerungen porös machen,
das Dunkle aufbrechen,
mit Lichtpunkten durchsetzen.

Indem Du atmest,
atmest Du Licht.
Das sei Dir bewusst: Atem ist immer Lichtbewusstsein.
Indem Du atmest,
durchlichtest Du
Dein Wesen
und auch Deine Erfahrungen,
die dich in der Erinnerung
und den Anhängseln
emotionaler, seelischer oder mentaler Art geplagt haben oder
noch plagen.
Das ist vorbei. Sie können hell und licht, erlöst werden
mit jedem Atemzug, den Du in sie hinein gibst.

Erinnere Dich erneut und lies nun auch zum Abschluss den Einstiegstext aus Kapitel III.

Du kannst so auch mit Deinem ureigenen Licht Deine Traumata und festsitzenden Muster lösen, erlösen. Ob Du immer wieder an die falschen Männer (oder Frauen) gerätst, ob Du Dich ausgenutzt, klein, schwächlich, wertlos, allein, schüchtern, zu zurückhaltend oder wie auch immer erlebst. Erlösung liegt in Dir. In Deinem eigenen Licht. ES IST DA und wartet darauf, von Dir gerufen zu werden. Rufe Dich bei Deinem eigenen Namen. Damit ist gemeint: Hole Dein Licht aus der Versteckung, aus der Versenkung, aus dem Hintergrund.

Es geht dabei nicht darum, das ursprüngliche Ereignis, das gekränkt oder verletzt hat, zu fokussieren, weil dieses an sich neutral ist. Es ist, was es ist, es war, was es war. Lediglich Ihr Körpersystem, Ihr physischer, seelischer, mentaler, emotionaler und spiritueller Körper ist zu durchlichten mit Ihrem Atem. Atemzug um Atemzug durchsetzt Ihr Licht, Ihr ureigenes Licht, das

Erlebnis und die dazu eingespeisten und gespeicherten Gefühle, Gedankenkreise, Kränkungen usw. Sie werden mit Lichtpunkten durchsetzt. Manche erleben dies auch als sanfte Lichtfelder oder Lichtstrahlen, wie ihr Licht der Seele sich ausdehnt und die Einspeicherungen im System durchheilt, durchschwingt, auflöst.

Übrig bleibt das ursprünglich Ereignis, das aber jetzt als in die Ferne gerückt, als außerhalb des eigenen Körpersystems, erlebt wird. Als Fakt und nicht mehr. Jeder kehrt somit in sein eigenes Licht zurück und sieht auch den oder die anderen, die an dem Ereignis beteiligt waren, wieder in dessen/deren eigenem Licht.

> Es geht darum, die Menschen von ihrem Licht her zu sehen.
> Das gelingt mir umso leichter, je mehr ich mein Licht achte.

Denn damit erhöhe ich mein eigenes Lichtfeldsystem. Das Licht in meiner Existenz kann sich ausdehnen und größer werden, weil ich bereit bin, meine Erfahrungen zu durchlichten und damit die Dinge und meine Mitmenschen wieder in ihrem rechten Licht zu sehen.

Mit Hilfe von Meditation können wir uns und sämtliche Beziehungen heilen von allem, was gewesen ist. Wir können alte Blockaden und Muster lösen sowie immer wiederkehrende, belastende Träume hinter uns lassen. Lesen oder hören Sie dazu einfach den obigen Meditationstext, am besten ein bis drei Wochen täglich. Sie werden bald eine Veränderung spüren; sich leichter, erlöst und freier fühlen. Sie spüren Ihre wahre Seinsessenz.

Natürlich ist die Lichtmeditation für Beziehungen auch ein wunderbares Mittel, um Trennungen in Partnerschaften zu bewältigen, in denen sich die Wellen beider Partner über die Zeit zum Teil ineinander verwoben und stabile Frequenzbereiche gebildet haben können.

Aus diesem Grund ist es auch nicht leicht, sich aus einer längeren Beziehung zu lösen.

Hier sind die Erfahrungen, die Michael in dieser Hinsicht mit der Lichtmeditation gemacht hat. Er und seine Lebensgefährtin hatten sich kurz vor Weihnachten getrennt. Anschließend machte er die Lichtmeditation vier Wochen lang jeden Morgen. In den ersten Tagen, als er starke Kontraktionen und Enge im Brustbereich empfand und nachts bisweilen heftiges Stechen im Herz- und Brustbereich hatte, konnte ihm die Lichtmeditation helfen, sich zu entspannen. Er hält fest: »spürbare Weite im Brust- und Herzraum, wärmer«. Und schon am vierten Tag notierte er: »Der Durchbruch – etwas ging in Auflösung! Starkes Wärmegefühl im Solarplexus, und in mir wurde es weit«.

Natürlich verarbeitet man solche einschneidenden Erfahrungen wie eine Trennung nur Stück für Stück. So werden in dem Verarbeitungsprozess nach und nach Themen nach oben gespült. Auch Michael hat das erlebt. Nachdem er in der zweiten Woche notiert hatte: »fühle mich im Fluss, innere Ruhe und ein Gefühl von innerem Frieden; (...) Körper fühlt sich gut an. Das innere Licht scheint besonders hell und weit über die Körpergrenze hinweg. Das Herzens- und Sonnenlicht sind eins«, lag er einige Tage später nachts viele Stunden wach: »kaum geschlafen, bis morgens um 02.00 Uhr wach, atmosphärisch hat's gebrodelt; ich war erschöpft, müde, abgespannt«, so richtete ihn die Lichtmeditation innerlich wieder auf. In den folgenden Tagen wurden »die Schwingungen der eigenen Seelenfrequenz deutlicher spürbar«, wie er schrieb. »Ganz schön, bin zutiefst dankbar; ein freudvolles Gefühl der Demut und Stille ist in mir; sehr bewegter Tag, jedoch mit gefühlt weitem Raum in mir und Klarheit: ich bin. (...) Frieden und Liebe ist in mir«. Insgesamt hatte sich in den vier Wochen der Lichtmeditation Michaels psychisches Befinden von 7 auf 10 (= optimal) verbessert.

Das Licht der Vorfahren achten

Unsere Beziehungen sind von unserer Seele geprägt, und durch diese stehen wir miteinander in Verbindung. Was sich vor unsere Seele, das heißt in ihr Strahlen und damit zwischen die menschlichen Beziehungen schiebt, sind unsere mentalen und emotionalen Konzepte und unsere gespeicherten Erfahrungen. Diese können sehr alt sein und in längst Vergangenem wurzeln. Wenn wir uns mit unseren seelischen Themen und unseren Beziehungen beschäftigen, vergessen wir oft, wie wichtig dabei unsere Ahnen sind. Deren Geschichte prägt unser Leben – gerade auch dann, wenn wir uns dessen gar nicht bewusst sind. Bert Hellinger und viele Therapeuten nach ihm, die mit systemischen (Familien-) Aufstellungen arbeiten, haben die Einflüsse ans Licht befördert und damit ein altes Wissen, das die Schamanen in vielen Völkern immer besaßen, wieder hervorgeholt. Sich seiner Ahnenreihe bewusst zu werden kann zu einer sichtbaren energetischen Veränderung und zu mehr Vertrauen im Leben führen.

Die geistige Welt möchte uns dazu wissen lassen:

> Wirksame Beziehungen habt Ihr nicht nur zu Euch selbst und den heute Lebenden, sondern auch zu Seelen in der geistigen Welt.

So sind wir über das Lichtnetz auch mit unseren Vorfahren in Verbindung. Ob verwandt oder nicht, über die Lichtlinie können unsere Vorfahren uns nährende Impressionen mitgegeben haben oder solche, die dem Aufblühen unseres eigenen Lichtes im Wege stehen; solche, die sie selbst in ihrem eigenen Licht behindert haben und es nicht erlaubten, ihr vollkommenes SEIN zu achten und auszudrücken.

Wir können mitfühlen mit den leuchtenden, vollkommenen Seelen, die sie sind, und auch sie in ihrer vollkommenen Größe und ihrem Strahlen erkennen. Auch ihnen fehlt(e) nichts.

Übung – Das Licht der Vorfahren würdigen

Sehen Sie all Ihre Vorfahren in ihrem jeweils ganz eigenen, besonderen Licht. Jeder ist vollkommen. Während Sie sich Ihre Lieben und auch weniger Geliebten vor Augen führen, bleiben Sie immer im Gewahrsein Ihres eigenen Lichtes: Jeder ist dieses Licht der Welt, auch wenn er oder sie schon verstorben ist, also ihm oder ihr der grobstoffliche Körper abhanden gekommen ist.

Sich und alle Mitmenschen als leuchtende Wesen zu verstehen und sich zu vergegenwärtigen, dass es keinem, wirklich keinem an irgendetwas mangelt – das heilt und nährt unsere Beziehungen.

Eine solche Sicht (Einsicht, Verständnis) lässt all unsere Beziehungen im rechten Licht erstrahlen. Gleichwürdigkeit im Leben, das Lebensprinzip des Lichtes, das Seinsgeflecht unserer Existenz wird immer mehr vor unserem inneren Auge sichtbar – das ist es, worum es geht.

Visualisieren Sie Ihre Vorfahren in ihrem jeweils ganz eigenen, besonderen Licht, so werden damit automatisch alte Übertragungen oder ungünstige Verflechtungen in den Familienbanden gelöst. Jeder in seinem L*ich*t. Ungünstige Erwartungen an den anderen und einander blockierende Verwicklungen (und seien sie auch nur noch als energetische Erinnerung präsent), werden damit gelockert, von Licht durchflutet und damit aufgelöst. Die wahre Verbindung der Unabhängigkeit und die aus dieser geborene natürliche Verbundenheit und Nähe im Seinsgeflecht werden sichtbar, sie bekommen Raum in unserer Wahrnehmung.

Es ist.
ein allverbundenes Ganzes,
das Sein des Lebens.
Hier sind wir zu Hause.
Jeder (für sich)
Nebeneinander
Miteinander
da.
Eingewoben in das lebendige Sein.

Wir alle sind in diese Welt gestellt. Mögen wir auch Schrammen davongetragen und anderen zugefügt haben, so gilt es dennoch, sich gewahr zu werden und zu verstehen, was wir dahinter sind, hinter der äußeren Form. Gehen wir tiefer.

Das Licht in meinen Beziehungen am Arbeitsplatz

Es gibt unterschiedliche Arten von Beziehungen. Die einen (private Beziehungen) sind intim, vertrauter, innig. Die anderen (im Arbeitsumfeld) sind formeller, distanzierter. Und dennoch wirken in beiden Fällen ganz ähnliche Prinzipien. Hier wie da haben Menschen mit Menschen zu tun. Menschen, die verstanden werden wollen, treffen auf Menschen, die ebenfalls verstanden werden wollen. Sie möchten sich gemeinsam bewegen und bestimmte Qualitäten miteinander erleben.

Egal, welchen Beruf sie ausüben, ob sie einen Weißkittel tragen oder einen Blaumann, sie alle sind Menschen, die Wertschätzung erfahren und geachtet werden wollen, Menschen, die sie selbst sein, sich entfalten und gemeinsam mit anderen etwas Sinnvolles bewirken wollen.

Deshalb brauchen wir überall, wo Menschen auf andere Menschen treffen, Klarheit und Aufrichtigkeit in der Kommunikation. Dann werden auch unsere Beziehungen am Arbeitsplatz heller. Und wir erleben das, was wir tatsächlich erleben wollen: Kraft im Miteinander-Wirken. Die Abkürzung, die wir dafür üblicherweise verwenden, heißt: Erfolg.

Und natürlich gehört dazu auch ein inspirierender Geist. Ein Geist der Achtung, der Weite atmet und unser Unternehmen zu einem Ort werden lässt, an dem wir wirtschaftlich erfolgreich *und* dabei ein Gewinn für den Menschen *und* ein Gewinn für das Leben sind. Ich nenne das integralen Erfolg. Wie wir einen solchen Quantensprung im Business erreichen, habe ich in meinem gleichnamigen Buch beleuchtet – mit vielen Fallbeispielen und Hinweisen, wie es funktioniert und in vielen Firmen bereits stattfindet.

Deshalb werden wir an dieser Stelle lediglich auf ein paar ausgewählte Aspekte dieser Thematik eingehen, die *jeder* beitragen und berücksichtigen kann, damit es heller im eigenen Arbeitsumfeld wird. Es sind dies: Wertschätzung und Humor sowie Klarheit und Echtheit.

Jeder profitiert vom Licht Tausender anderer Menschen

Jeder von uns profitiert viele hundert Mal am Tag vom Licht eines anderen. Auch heute, an diesem Tag, hat jeder von uns schon unzählige Male vom Licht eines anderen Menschen profitiert: von dem Mann, der die Bananenkisten in Brasilien gepackt hat; von der Frau, die in der Kosmetikfirma an der Maschine stand, die das Shampoo abfüllte, das Sie oder ich heute morgen benutzt haben; vom Busfahrer, der Ihre Kinder in die Schule bringt; von der Putzfrau, die am Vorabend Ihre Büroräume saubergemacht hat; von dem Mitarbeiter der Baufirma, der vor 13,5 Jahren die

Fenster zusammengebaut hat, durch die Sie aus Ihrem Wohnzimmer hinaus in den Garten schauen. Jeder Mensch profitiert Hunderte Male am Tag vom Licht eines anderen Menschen.

Das ist weltweit so. Es ist unser globales Zusammenwirken, unser Zusammensein auf dieser Erde. Wir können darauf unser Augenmerk richten, wenn wir durch die Lande gehen, durch die Landschaft unseres ganz persönlichen Mikrokosmos, den wir unseren Alltag nennen. Oftmals wissen wir noch nicht einmal, bei wem wir uns für diese lange Liste der Gewinne bedanken müssten. Aber ahnen können wir es. Und dieser Blickwinkel erhöht unsere eigene Schwingungsfrequenz, weil wir mit einem sanften, dankbaren Verstehen den anderen sehen. Das lässt unsere Lichter deutlicher werden – das persönliche, wie das des anderen. Es lichtet den Nebel um uns rum, in den wir uns einhüllen durch die Hektik und das rastlose Funktionieren im Alltag.

Je mehr wir unseren Blick von der globalen Perspektive heranzoomen auf unser persönliches Umfeld, umso konkreter wüssten wir die Menschen zu benennen, bei denen wir uns bedanken könnten, dafür, wie sie mit ihrem Licht heute unser Leben bereichert haben. Und umgekehrt haben unzählige Menschen heute schon von *Ihrem* Licht profitiert. Wir alle haben die Welt dadurch bereichert, dass wir da sind. *Licht kann nicht fehlgehen. Lasst nicht euren vordergründigen Blick zu eurem Urteil werden.* »Schätzt nicht die Gestalt und die Errungenschaften Eurer Mitmenschen. Selbst wenn sie eurem Blick und Urteil nicht standhalten, schätzt das Licht, das Menschen ausstrahlen.«[64]

Deshalb schlage ich eine kleine Wahrnehmungsübung, vor, als Abendritual, wenn Sie mögen. Es bedarf dafür nicht mehr als ein kurzes Innehalten, vielleicht, wenn Sie abends genüsslich im Bett liegen.

---

64 Amara Yachour, *Grüße aus dem Jenseits,* S. 80.

Reflexion – als Abendritual

- Von wessen Licht habe ich heute profitiert?
  Vom Licht welcher Menschen, die ich nur ahnen oder schemenhaft wahrnehmen kann (und deren Namen ich nicht kenne)?
- Wer hat heute von meinem Licht profitiert?
  Wen habe ich möglicherweise noch vergessen?

Vielleicht profitiert jemand heute noch von einem Satz, den Sie einmal vor zehn Jahren gesagt haben? Wellen wirken nach. Wer weiß, wer heute beim Einschlafen oder morgen früh im Bus an Sie denkt.

Sie können die Übung natürlich auch ausdehnen und wie folgt fortfahren:

- Wer wird morgen von meinem Licht profitieren?
- Und wie?
- Wie wird er/sie das genau merken?
- Und von wem werde ich morgen profitieren?

Vielleicht haben Sie Lust, ein großes DANKE an all diese Lichter zu senden. Und einen Dank an Ihr eigenes Licht.

Die geistige Welt sagt uns dazu:

Insbesondere Kinder bedürfen dieser Seelensicht von uns Erwachsenen. Was Kinder heute am meisten vermissen, ist genau die Qualität, die wir als Erwachsene und Berufstätige ebenso vermissen. Es ist Wertschätzung – für unser SEIN, für unser DA SEIN, für das, was uns ausmacht, für unsere Ideen und Beweggründe und für das Besondere, das wir einzubringen haben: in unser Leben, in die Welt.

Und damit sind wir beim Thema Wertschätzung angelangt und wie wir diesen Geist am Arbeitsplatz leben können. Das soll am nächsten Beispiel deutlich werden.

Mit Wertschätzung zu mehr Erfolg

Wenn jemand etwas von Wertschätzung versteht, dann ist es die Lehrerin Friederike Armbrecht. Sie wurde ins kalte Wasser geworfen, als sie nach einer längeren krankheitsbedingten Auszeit wieder zu arbeiten begann und eine Lehrerstelle in Berlin-Neukölln zugewiesen bekam. Etwas mulmig war ihr schon zumute, als sie diese Stelle als Springerin antreten sollte. In einem sozialen Brennpunkt in Neukölln, dort, wo man vermuten könnte, dass man als Lehrer nur die Nerven verlieren kann. Wo Kinder über Tische laufen, Unruhe und Tohuwabohu herrschen, wo jeder eine andere Sprache spricht, keiner bei der Sache ist und sich maximal ein bis zwei Schüler für das interessieren, was der Lehrer in die Klasse hineintragen möchte.

Genau hier, wo eigentlich kein vernünftiger Unterricht möglich erschien, sollte Friederike Armbrecht nun als Lehrerin einspringen. Sie hätte verzweifelt sein können ob der Tatsache, dass sie in einer Klasse unterrichten musste, in der es keinen festen Klassenlehrer gab, in der Kinder aus vielen Nationen zusammengewürfelt waren, es keinen Klassenzusammenhalt gab und sie als Springerin mangels Kontinuität wohl auch kaum imstande sein würde, einen solchen herzustellen. Das hätte sie denken können. Hat sie auch. Aber nicht lange. Denn es gelang Friederike Armbrecht nach einer kurzen Frustrationsphase, einen Wandel zu vollziehen. Wodurch? Durch radikale, konsequente Wertschätzung.

Um Ordnung in einen solchen Haufen zu bringen, musste sie sich etwas einfallen lassen, das war ihr klar. Nach kurzer Zeit an der neuen Schule und vom ersten Eindruck überfordert, meldete sie sich für zehn Tage krank und positionierte sich in dieser Zeit innerlich neu. Zurück im Schulalltag begegnete sie jedem Schüler mit dem Blick der beharrlichen Wertschätzung für sein besonderes Wesen. Schon bald führte sie Lobrunden ein. Jeder Schüler wurde gelobt, für das, was ihm gut gelungen war, für seine Ideen oder seine Sicht auf die Dinge, für ein hilfreiches Verhalten gegenüber einem Mitschüler, für eine rege oder überhaupt eine Beteiligung, für die Lösung einer Aufgabe etc. Für eine bestimmte Anzahl von Lobpunkten bekamen die Kinder Sticker als Belohnung, auf die sie schon bald ganz heiß waren.

Anfangs lobte Friederike Armbrecht noch selbst, wodurch die Kinder lernten, wie man mit einem Blick der Wertschätzung der Welt begegnen und was man überhaupt alles wertschätzen kann, das heißt, wie man auf sich und die anderen schauen kann. Sehr bald ging Frau Armbrecht dazu über, die Schüler zu ermutigen, sich selbst zu loben und zu wertschätzen. Das war eine Idee, die wir zusammen in einem Coaching entwickelt hatten. Die Kinder lobten sich nun selbst und forderten diese Lobrunden geradezu ein. »Ich bin froh, dass mir ... gelungen ist.« »Ich habe mich gemeldet.« »Ich habe Ayse bei der Aufgabe geholfen.« »Ich war vorn an der Tafel.« Nach und nach entwickelten die Kinder auch ein Gefühl für den anderen. Nicht nur in dem Sinne, dass das Wesen neben mir ja auch interessant und schätzenswert ist, sondern dass es möglicherweise jemand ist, der Hilfe braucht. »Es war klasse, wie du mir das erklärt hast, Hüseyin. Danke.« Friederike Armbrecht staunte nicht schlecht, als solche Sätze plötzlich immer öfter im Klassenraum zu hören waren.

Wichtig an den autonomen Lobrunden war ihr, dass diese den Kindern ermöglichten, frei zu werden von der Anerkennung anderer. Dadurch konnten sie ein Gefühl der Selbstwertschätzung entwickeln und in sich spüren: Ich bin ein achtenswertes Geschöpf. Friederike Armbrecht schreibt: »Im Zuge solcher Lobrunden – für wen auch immer – breitete sich ein Gefühl von Geborgenheit aus, welches sich auf das Klassenklima ausgesprochen positiv auswirkte. Nach Lobrunden, an denen sich die Kinder stets freudvoll und kreativ beteiligten, herrschte sanfter Frieden im Raum. Alle waren berührt von so viel Schönem, Gutem, Kraftvollem, was da die Runde gemacht hatte, und schienen noch eine Weile danach aus dem (Vollen) zu schöpfen, was wir da zusammengetragen hatten. Da die Schwingung der geäußerten Worte in jedem Fall Entspannung mitbrachte, war ganz allgemein zu beobachten, dass die Kinder immer wieder deutlich nachlegten, was ihre Lernleistung anging. Es waren gleichsam Mut und Hoffnung und der Glaube an eine Verbesserung der Umstände, unter denen miteinander gelernt wurde, spürbar, was sie insgesamt in eine positivere Ausgangsposition versetzte. Der gesamte Prozess brachte sie nach und nach in die ermächtigende Position, frei von der Akzeptanz anderer zu werden. Es brachte sie in eine Position, ihrer wunderbaren naturgegebenen Kraft nachzuspüren, die darin verborgen lag zu lieben. [...] Sich selbst und (dadurch) andere annehmen bzw. lieben zu lernen, erweckt in Kindern so viel Freude, so viel Begeisterung, so viel Erhabenheit und Größe!«[65]

Ein Schüler, dem die veränderte Haltung an seiner Lehrerin nach ihrem kurzen Krankheitsausfall aufgefallen war, fragte sie vor versammelter Mannschaft: »Ey, Frau Armbrecht, hast du Therapie gemacht?«

Nein, das hatte sie nicht. Sie hatte sich nur in dieser herausfordernden und anfänglich beinahe aussichtslos scheinenden Situation noch konsequenter auf den Geist besonnen, der ihr schon immer in ihrer Lehrtätigkeit wichtig gewesen war, den Geist der Wertschätzung.

Es ist genau diese Qualität, die wir als junger Mensch ebenso nötig haben wie im Erwachsenenalter. Wertschätzung ist das Geflecht, das eine Gesellschaft im positiven Sinne zusammen-

---

65 Friederike Armbrecht, Vorabauszug aus ihrem Buch mit dem Arbeitstitel: *Yin und Yang im Klassenzimmer.*

hält. Es ist die Qualität, die ein kraftvolles Miteinander überhaupt erst möglich macht.

Auch dem Fotografen, der einmal im Jahr in die Schule kommt, um ein Klassenfoto aller Jahrgänge zu machen, fiel auf, wie sehr sich die Schüler gewandelt hatten. Er fragte ganz erstaunt, ob das denn noch die gleichen Kinder seien, die sie da betreue. »Die sind ja richtig aufgeblüht und kraftvoll geworden. Das kann man an ihren Gesichtern und ihrem Verhalten sehen«, stellte er fest. Der sonst immer recht anstrengende Akt des Fotografierens ging nun viel harmonischer, gelassener und fröhlicher vonstatten.

Dreierlei wird an diesem Beispiel sichtbar: erstens, *wie* wandelnd ein Geist der Liebe und Wertschätzung auch unter widrigsten Arbeitsumständen wirken kann. Zweitens, dass ich diese Fähigkeit zu einem solchen Wandel *in mir* trage, ja, dass jeder diese Fähigkeit in sich trägt. In meiner persönlichen Biografie habe ich das ebenso erlebt wie in den verschiedenen Firmen, die ich beraten darf. Ob der Arbeitsplatz nun Schule, Lebensmittelfabrik, Bank, Klinik, Softwarefirma oder Schuhgeschäft heißt. In allen Fällen wirkt sich ein Geist der Wertschätzung positiv auf das Gesamtergebnis des Unternehmens aus. Und das ist die dritte Erkenntnis: Ein Geist der Wertschätzung lohnt sich immer, und das sogar mehrfach – nicht nur die Mitarbeiter sind mit mehr Freude und Engagement in einem solchen Klima unterwegs, auch die Kunden profitieren von dieser Energie, und das Betriebsergebnis zeigt bisweilen Umsatz- und Gewinnsteigerungen im zweistelligen Bereich.

Gelingt es uns, das Licht in anderen zu sehen, wird nicht nur deren Licht heller, sondern auch unser eigenes, und die Beziehungen am Arbeitsplatz bekommen einen anderen Geschmack. Das, was wir gemeinsam erreichen wollen, geht leichter in Erfüllung. Wir können Zeichen setzen für ein anderes Miteinander. Schließlich färben wir die Atmosphäre an unserem Arbeitsplatz mit der Farbe unseres Geistes. Wir verleihen dem Klima in der Firma unseren Anstrich mit dem, *wie* wir da sind.

Reflexion

- Welchen Geist hinterlasse ich am Arbeitsplatz, wenn ich abends nach Hause gehe?
- Mit welchem Geist gehe ich in das nächste Meeting? Welche Qualität bringe ich in das Kundengespräch ein? Und in welchem Geist plaudere ich mit der Kollegin, die ich zufällig am Kaffeeautomaten treffe?
- Was klingt bei mir und bei anderen nach durch das, was von mir ausgeht?
- Ist es Wertschätzung, Humor, Sorgfalt, Schalk, Freude, Vertrauen, Besonnenheit, Klarheit, Echtheit?
- Hohe Frequenzen wie diese sind im positiven Sinne ansteckend.

Humor

Eine gute Energie und ein fruchtbares Arbeitsklima entstehen auch durch eine besondere, jedoch oftmals vergessene Qualität: durch Humor. »Kinder lachen 400 Mal am Tag, Erwachsene 12 Mal und Tote gar nicht. Sogar der Laie erkennt da eine Tendenz«, stellt der Mediziner und Kabarettist Eckart von Hirschhausen fest.[66] Wenn ich es mir recht überlege, dann habe ich die schwierigsten Zeiten meines Berufslebens in einem Unternehmen verbracht, in dem kaum oder gar nicht gelacht wurde. Verkümmert das Lachen, so verkümmert nicht nur die Seele des Unternehmens, sondern auch die der Menschen. Orte, an denen nicht gelacht wird, dort verblassen die Menschen in ihrem Seelenglanz. Sie büßen Offenheit, verbindendes Mitgefühl und eine gesunde Selbstdistanz ein.

66 http://www.n-tv.de/wissen/Lachen-ist-sozialer-Klebstoff-article7497051.html

Lachen ist heilsam – ob im persönlichen oder im unternehmerischen Kontext. Einmal herzhaft gelacht, hilft mehr als eine Tablette, pflegt meine Tante Elisabeth zu sagen. Sie ist eine kluge Frau, die über 18 Jahre als grüne Dame Patienten im Krankenhaus betreut hat. Sie weiß also, wovon sie spricht. Im Privaten heilt Lachen den Körper, indem es Lebensgeister weckt, alte, verkrustete Strukturen durchrüttelt und innerlich belebt und damit Raum für die natürliche Ordnung und für gesunde Frequenzen macht.[67] In Unternehmen passiert das Gleiche durch Humor: Alte, verkrustete Denkstrukturen, die uns in den immer gleichen Bahnen haben erstarren lassen, werden aufgerüttelt, porös und durchlässig für neue Ideen. Unsere Kreativität kommt in Fluss und führt zu innovativen Produkten, verblüffend guten Dienstleistungen und ungewöhnlichen Absatzwegen. Wir befreien uns selbst durch das Lachen von festgefahrenen Strukturen, die unser Durchtönen in den Markt hinein behinderten.[68]

Jeder lacht im Grunde gerne, jeder hat diese Anlage. Sie ist nur manchmal etwas verschüttet gegangen in unserem Leben. Dabei hat Humor auch am Arbeitsplatz eine unendliche Bandbreite und Varietät.

---

67 »Ein indischer Arzt habe herausgefunden, dass zwei Minuten Lachen für Körper und Geist so gesund sind wie etwa 20 Minuten Joggen.« Birgit Klimke, *Einmal Lachen so gesund wie 20 Minuten Joggen*, 16.04.2008, auf: http://www.welt.de/wissenschaft/article1906639/Einmal-Lachen-so-gesund-wie-20-Minuten-Joggen.html. Lachen stärkt auch die Abwehrkräfte, wie labortechnische Untersuchungen gezeigt haben, und es hilft, Schmerzen zu lindern. Viele Kliniken machen sich das zunutze, indem sie Clown-Doktoren einsetzen. Häufiges Lachen soll sogar das Herzinfarktrisiko senken. Vgl.: Dorothee Schulte, *Ich lach mich kaputt. Humor in der Kindheit*, 07.07.2011 auf: http://www.t-online.de/eltern/baby/id_47818396/jedes-baby-entwickelt-seinen-eigenen-humor.html

68 »Humor trainiert Kreativität und Ideenreichtum«, so die Gründerin des Deutschen Institutes für Humor, Eva Ullmann. *Kinder wissen es besser. Lachen ist sozialer Klebstoff*, 07.10.2012, auf: http://www.n-tv.de/wissen/Lachen-ist-sozialer-Klebstoff-article7497051.html

Thomas macht Kutschfahrten für besondere Anlässe wie etwa Hochzeiten. Einmal hatte sich ein Paar bei ihm zu einer Vorbesprechung angemeldet. Es kamen zu dem Termin eine junge, attraktive Frau und ein älterer Mann. Nachdem die junge Frau ihre Wünsche vorgebracht hatte und die Details zum Auftrag besprochen waren, haute Thomas dem Mann herzhaft auf die Schulter mit den Worten: »Und, Opa?! Du kannst die ganze Chose hier bezahlen, was?« Doch es stellte sich heraus, dass der Begleiter der Dame nicht deren Vater, sondern deren zukünftiger Ehemann war. Nach ein paar Schrecksekunden konnten sie alle miteinander darüber lachen. Und trotz des Fettnäpfchens, in das er mit Anlauf gesprungen war, sollte er den Auftrag bekommen.

Jeder Mensch hat seinen ganz eigenen Humor mit einer ganz persönlichen Note. Michael, der Bruder von Thomas, der mir auch diese Geschichte erzählt hat, lacht selbst gerne und oft. Er berichtet, wie er es als Bauunternehmer gerade in diesem harten Gewerbe oft schafft, eine Situation beim Kunden durch Humor zu entspannen. Mit dem Effekt, dass wieder etwas Positives in Bewegung kommt.

Unvorhergesehene Ereignisse auf der Baustelle und harte Verhandlungen kommen im Baugewerbe ja zur Genüge vor. Da hilft Humor, um den Kopf in schwierigen Besprechungen wieder frei zu kriegen, damit man danach wieder in konstruktives Fahrwasser einschwenken kann.

Humor lässt sich nicht verordnen oder erzwingen, das ist klar. Doch wir können unsere mentale Agenda verändern, innerlich emotionalen Freiraum schaffen und die kühlen, analytischen Strukturen in uns auflockern, so dass ein Lachen wieder Platz hat mitten in aller Seriosität und Fachkompetenz. Eine humorvolle Bemerkung hilft, mit Kollegen, Kunden und Geschäftspartnern gute Beziehungen entstehen zu lassen.

Lachen ist der lichtvolle Klang eines jeden Unternehmens. Wir machen damit Raum für helle, frische Gedanken und kommen damit auch sehr viel leichter zu materiellem Erfolg. Das habe ich in einer Phase meines Berufslebens (allerdings erst im Nachhinein) feststellen können.

Als ich den Beratungsbereich eines Trainingsinstitutes leitete, legten wir im Büro immer mal wieder flotte Musik auf, sangen mehr oder minder schräg mit, rockten und schwoften genussvoll übers Parkett, alberten und machten Witze. Unser Lachen muss oft auch in den benachbarten Abteilungen zu hören gewesen sein, denn nicht selten schauten Kollegen neugierig herein und wollten sich von unserer guten Laune anstecken lassen. Wir alle profitierten sehr von solchen Erfrischungspausen, in denen wir uns selbst nicht allzu ernst nahmen und einfach mal die Rollen als Führungskraft, Berater, Trainer und Coach abstreiften. »Eigentlich bist du doch diejenige«, sagte ich einmal bei solch einer Gelegenheit zu meiner Assistentin, »die hier die Fäden und damit uns alle in der Hand hält, nicht wahr? Und du machst das sehr geschickt, indem du uns das Gefühl gibst, wir wären Bereichsleiter, Berater, Coach usw.« Abstand zu gewinnen von der Rollenidentifikation kann so wohltuend sein.

Viele Jahre nachdem ich aus jenem Unternehmen ausgeschieden war und schon lange als selbstständige Unternehmerin arbeitete, gestand mir eine ehemalige Kollegin: »Weißt du, als du damals den Bereich geleitet hast – das war wie Urlaub!« Verblüfft hörte ich ihr zu. Denn schließlich hatten wir viel gearbeitet und gute Wachstumsraten in den Umsätzen zu verzeichnen gehabt. Doch offensichtlich waren wir damals in unserem Team (ohne uns dessen bewusst zu sein) mit einem Geist der Wertschätzung und des Humors unterwegs gewesen, der uns die Arbeit mit etwas mehr Leichtigkeit erledigen ließ.

Humor erhellt und erhält den Erfolg. Und Wertschätzung und Humor können sich treffen. So können sich Teams untereinander kleine Überraschungen bereiten. Wie wäre es zum Beispiel, wenn Sie der Kollegin eine E-Mail senden würden, vielleicht mit einem solchen Inhalt:«Alarm! Bitte dringend in deiner zweiten Schreibtischschublade links nachschauen.« Dort findet sie dann einen Hinweis: »Nein, hier nicht. Vielleicht doch in der dritten Schublade rechts?« Und da wiederum findet sie ihre Lieblingspralinen mit der Notiz: »Super Präsentation gestern, Gratulation! Ich verneige mich vor deiner Sorgfalt. Und bald wohl auch vor deinen schönen Hüften ...!«

Humor hat in jeder Firma eine andere Färbung. Diese Beispiele mögen Ihnen eine kleine Anregung sein, dieser lichten Qualität des Lachens auch am Arbeitsplatz wieder etwas mehr Raum zu geben – es kann beflügeln.

Klarheit und Echtheit

Was wünschen sich Menschen neben Wertschätzung und einem lockeren, entspannten Klima noch an ihrem Arbeitsplatz? Klarheit und Echtheit. Auch darin ist Licht. In der Klarheit darüber, was gut und was nicht gut läuft, in der Klarheit über Ziele und Strategien, genauso wie in ehrlichen, klaren Feedbacks zu dem, was man beiträgt.

Menschen brauchen Klarheit und Echtheit. Niemand kommt morgens in die Firma, um Halbwahrheiten zu hören oder um zu erleben, dass *über* statt mit ihm geredet wird.

»Das war Scheiße, Frau Oppelt«. Das waren die Worte meines ersten Chefs nach einem Abteilungsmeeting. Sie ließen an Deutlichkeit nichts zu wünschen übrig. Diese Echtheit zu erleben war für mich wie ein Geschenk und vollkommen in Ordnung. Für mich was es der Beweis: Ich kann mich auf ihn verlassen, er würde niemals hinter meinem Rücken schlecht über mich reden. Der spricht mit mir direkt. Sollte ich etwas nicht optimal gelöst oder falsch gemacht haben, dann erfahre *ich* es als Erste. Und das ist fair. Nach diesem Satz war für mich klar, dass dieser Mann und die Zusammenarbeit mit ihm als Geschäftsführer verlässlich ist.

Und diese verlässliche Echtheit hat unsere Beziehung und Zusammenarbeit viele Jahre über geprägt. So konnte ein besonderes Vertrauensverhältnis entstehen.

Mein Chef hatte ja nicht gesagt: *Sie* sind Scheiße!, sondern *Das* war Scheiße! Es bezog sich auf meine Äußerungen in jenem Meeting. Er meinte mit seinem Feedback nicht mich als Person (mein Sein), sondern mein Verhalten. Und ein Verhalten kann günstig oder ungünstig, zielführend oder weniger zielführend sein. Das Gute daran ist: Mein Verhalten kann ich ändern. Übrigens konnte ich ihm, als ich seine Beurteilung der Situation erfuhr, nur zustimmen: Ich hatte einfach einen wichtigen Punkt übersehen.

Nichts ist so schlimm für Menschen, so demütigend, würde- und respektlos, wenn *über* sie statt *mit* ihnen gesprochen wird. Wertschätzung bedeutet, das zu benennen, was wir schätzen im Miteinander, genauso wie das, was stört, was querliegt oder nervt. Beide Seiten: das Störende und das Erfreuliche müssen gehört werden. In beiden Fällen müssen wir uns zeigen, mit dem, was uns bewegt, ansonsten berauben wir uns selbst des Lichtes in den Teams und wir kommen im Unternehmen kaum oder nur sehr mühsam voran.

Klarheit führt zu Vertrauen, und Vertrauen führt zu Verbundenheit. Das konnte auch Eva, die Geschäftsführerin eines Industrieunternehmens während eines Workshops erfahren. »Wir stehen voll hinter Ihnen«, sagte der Vertriebsleiter zu ihr. Und voller Enthusiasmus stimmten all seine Kollegen mit einer Aufrichtigkeit zu, die den Tagungsraum mit einer förmlich greifbaren Energie und Kraft erfüllte. Das hatte Eva in ihrer ganzen Karriere noch nicht gehört. Es war ihr gelungen, das Unternehmen zum Branchenführer in Europa auszubauen, was eine sehr beachtliche Leistung war, doch war dies für sie eine große Anstrengung gewesen, und sie hatte sich oft allein gefühlt mit der gesamten Last der Verantwortung auf ihren Schultern. Davon hatte wiederum die Vertriebsmannschaft bisher nichts gewusst. Ganz persönlich und ehrlich hatte Eva in jenem Workshop von sich erzählt: wie es ihr in dem Unternehmen erging, seit sie es von ihrem Vater übernommen hatte, welcher Druck, auch in emotionaler Hinsicht, durch dieses Erbe auf ihr lastete. Sie berichtete, wie sie das Unternehmen innovativ ausgebaut hatte und wie sie auch bei Schwierigkeiten am Markt oder Anfeindungen aus dem Umfeld sich nicht die Butter hatte vom Brot nehmen lassen. Sie erzählte auch von ihrer Kindheit, wie stolz sie gewesen war, schon als junges Mädchen beim Verpacken im elterlichen Betrieb mithelfen zu dürfen, frühmorgens um fünf Uhr. Auch wenn der Vater ihr sagte: »Niemand verpackt die Produkte so grauenvoll krumpelig wie du«, hatte sie es doch jeden Morgen vor der Schule wieder mit neuer Begeisterung getan. Und etwas nachdenklicher ergänzte sie, wie dankbar sie dafür war, als es vor ein paar Jahren wirklich brenzlig wurde und die Banken keine Kredite mehr geben wollten, dass alle Mitarbeiter über viele Monate auf einen Teil ihres Gehaltes verzichtet hatten, um so die Krise gemeinsam durchzustehen. Dieses Vertrauen gespürt und solches Zusammenstehen erlebt zu haben war für sie eine tiefgehende Erfahrung. Mit Blick auf die Zukunft sprach sie davon, worum es ihr bei der Vision des Unternehmens gehe, nämlich um die Freiheit zu dienen. Sie meinte damit, den Verbrauchern zu dienen, indem sie Produkte natürlich belasse, der Mitwelt, den Tieren, indem sie ökologisch produziere, und auch den Mitarbeitern und sich selbst zu dienen, indem sie sich persönlich und gemeinsam weiterentwickelten. »Wir stehen voll hinter Ihnen«, hörte sie nun auf diesem Workshop, nachdem sie erstmals so viel von sich persönlich gezeigt hatte. Dieser Satz hallte noch lange nach. Und er ließ die folgenden Teammeetings wie auch die Umsetzung der Maßnahmen sehr viel schwungvoller und effizienter werden.

Wenn Menschen sich zeigen, mit dem, was sie im Inneren bewegt, kommt etwas ungemein Positives in Gang. Es weckt eine enorme Vitalität in Teams. Und nicht nur das. Durch Offenheit und Echtheit entstehen Verbundenheit und Stärke. Warum? Ganz einfach. Weil Menschen fähig sind, Menschen zu verstehen. Und durch Verständnis entsteht ein gleichschwingendes, kohärentes Feld, in dem sich die Kraft potenziert. Die Wellen darin verstärken sich gegenseitig. Es wird heller am Arbeitsplatz, schwungvoller, lebendiger und effektiver.

Oft haben wir das Gefühl, egal, ob wir nun Sachbearbeiter oder Führungskraft sind, wir dürften nur ganz wenig von uns persönlich zeigen, und wir halten daher viel hinter dem Berg. Dabei hat jeder Mensch eine so bemerkenswerte Geschichte (gerade auch diejenigen, die sich selbst als blass, unscheinbar oder langweilig bezeichnen würden). Ich denke oft, dass man über jeden Menschen dieser Erde ein Buch schreiben könnte, wenn man nur genau hinschaut.

Eine Kultur der Echtheit einzuüben bedarf der Gewohnheit und des Dranbleibens. Man muss sich selbst immer wieder einen Schubs dazu geben. Ob es nun um Dinge geht, die uns stören, oder um etwas, das wir sehr schätzen. Das eine wie das andere nicht auszusprechen trübt die Atmosphäre an unserem Arbeitsplatz und macht die Zusammenarbeit dumpf und grau. Also, was ist dieses »etwas mehr«, das Sie von sich zeigen könnten?

Reflexion

- Wie kann ich etwas mehr von mir zeigen, etwas, das mich persönlich bewegt?
- Mit wem würde ich sprechen?
- Wann ist eine günstige Gelegenheit, dies zu tun?
- Mit wem habe ich vielleicht einen Konflikt, eine Störung zu klären?[69]
- Und wem würde ich etwas Wertschätzendes sagen (etwas, das ich vielleicht schon lange in Bezug auf jene Person denke, aber nie ausgesprochen habe)?

---

69 Die Gewaltfreie Kommunikation nach Dr. Marshall Rosenberg kann Ihnen dabei helfen.

Selbstwertschätzung – jetzt ist die Stunde

Wir wollen Euch sagen, wie wichtig es ist, dass jeder wohlwollend mit sich umgeht. Nichts ist so wichtig wie ein zugewandter Umgang mit sich selbst. Das ist heilsam. Pflegt Euch und eine gute Beziehung zu Eurer eigenen Seele, zu Eurem eigenen SEIN. Dieses wertvolle SEIN wird sich auch nicht ändern, wenn Ihr gestorben seid. Von daher ist es wichtig, dass Ihr nicht erst in dem, was Ihr das Jenseits nennt, mit einem pfleglichen, liebevollen Umgang mit Euch anfangt. Sondern JETZT ist die Stunde. Genauso wie es dann der »Moment« sein wird, – »dann jetzt« –, das ewige Jetzt.
Warum aufschieben? Der huldvolle Umgang mit der eigenen Person und Geburt IST das Wichtigste, was Ihr Euch selbst zukommen lassen könnt. Dadurch werdet Ihr auch unabhängiger von Ärzten und Therapien. Gottesgewollt sich selbst zugewandte Liebe, liebevolles, zartes, sich streichelndes SEIN. Mit den eigenen Gedanken sich selbst wohlwollend begegnen. Das ist der Schlüssel zu der Basis des HEILSEINS.

Ich bin der glorreiche Lichtpunkt
im Sein.

Niemand und nichts sollen darunter leiden, dass ihr beziehungsweise ihm zu wenig Liebe zuteilwürde. Die Erinnerung an das eigene Licht, die geliebte Herkunft, aus der jeder gewollt und gehalten und geborgen IST, wird alles Hoffnungslose wie Staub zerfallen lassen.
Lasst Euch ein auf die liebevolle Segnung des SEINS.
Seid freundlich zu Euch selbst. Sei freundlich Dir selbst zuge-

wandt. Lass Dir das zuteil werden, was Dich heute beglückt und befriedigt, Dir Erfüllung schenkt. Sei bereit, mit Dir ein Fest der Liebe, der liebevollen Segnung zu feiern. Sei freundlich und zart mit Dir.
Sei im Umgang mit Dir selbst behutsam und achtungsvoll, achte alles, was ist. Krishnamurti hat zurecht gesagt, befragt danach, worin sein Geheimnis der Zufriedenheit, die Essenz seiner Lehre lag: »Ich war immer einverstanden mit dem, was ist.«
Seid Euch freundlich wohl zugewandt, seid lieb mit Euch, nachsichtig, vorsichtig, achtungsvoll und behutsam. So fürsorglich wie Ihr es mit jemand anders, Eurem Kind … wäret. Verzeiht Euch, denn alles wird aus dem Licht geboren. Auch der Ärger, auch seine Quelle ist LICHT.
Deshalb verurteilt Euch nicht für das, was Ihr empfindet.
Bleibt Euch selbst zugewandt mit der Haltung: Alles, was ist, DARF SEIN.
Alles, was ich bin, was ich fühle, was mich ausmacht, was ich getan habe, IST IN ORDNUNG. Ich bin vollkommen.

Sich selbst würdigen – eine Kerze für mich

Wir sind es gewohnt, für andere eine Kerze anzuzünden und ihrer zu gedenken. Doch was ist mit meiner huldigenden Aufmerksamkeit und Achtung für mich selbst? Wenn Sie mögen, stellen Sie eine Kerze an einem besonderen Platz Ihrer Wohnung auf und zünden Sie sie jeden Morgen an, auch wenn Sie nur wenige Minuten Zeit haben. Entzünde dieses Licht zur Ehre Ihrer selbst und zur Erinnerung an Ihr Schöpfungslicht.

> Auch ich kann mir selbst mit Liebe begegnen.
> Auch ich kann mit wirklich tiefer Achtung erspüren, was ich bin:
> feinstes Seinsgewebe aus geliebtem und liebendem Licht.

Das ist meine (physische) *Wirk*lichkeit, auch wenn ich jetzt unter die Dusche gehe. Auch wenn ich mich ins Auto, in die Straßenbahn setze, um zur Arbeit zu fahren. Auch dann. Auch dann, wenn ich im Büro meinem Kollegen gegenübersitze.

Es ist ein immerwährendes, immergültiges: Auch dann ...

Wenn ich in der Bäckerei Brötchen verkaufe, wenn ich sie über den Tresen reiche, bin ich ein Seinsgewebe aus geliebter Lichtinformation. Auch dann, wenn ich mich geärgert habe über eine Kollegin oder eine Äußerung eines Kunden. Jeden Morgen können Sie sich so an Ihr eigenes Schöpfungslicht erinnern:

> Ich bin das Licht der Welt.
> Ich bin der Urstrahl der Schöpfung.

Das können Sie zur Selbstpflege tun – sozusagen als Pendant zum Abendritual, in dem Sie eingeladen sind zu reflektieren, wie Sie heute von anderen und diese von Ihnen profitiert haben.

Drei weitere Möglichkeiten, wie Sie im täglichen Leben Licht in die Beziehung zu sich selbst bringen können, möchten wir Ihnen nun vorstellen: Musik, Gemeinschaft und Bewegung genießen.

Musik genießen

Wenn ich also noch etwas Gutes für mich tun will, dann höre ich Musik, die mir persönlich etwas bedeutet. Ob Rock oder Klassik, Jazz oder Gesang – alle Musik, mit der ich ins Schwingen komme, ist heilsam für mich. Sie singt dann ja oft noch in uns weiter, das ist der schöne Effekt eines Ohrwurmes. Die Musik begleitet uns und kann auf diese Weise weiter heilsame Wellen ausstrahlen. Sie regt uns vielleicht auch zum Tanzen, Mitsingen, Mitsummen an, all das tut uns gut.

Das Leben ist ein Wellengefüge, deshalb springen wir ja auch auf Musik (Klangwellen) an. Wir sind eine lichtenergetische

Informationsstruktur, die wir auch als einen in uns ertönenden Schöpfungsgesang verstehen können. Klangwellen treffen auf Klangwellen. Das ist es, was geschieht, wenn wir Musik hören oder Musik machen.

Die Musik trifft auf Klangwellen in uns, auf unser natürliches Schöpfungsgewebe. Deshalb ist es so wichtig, dass wir die Musik hören, die *uns persönlich* etwas bedeutet.

Wenn Sie mögen, können Sie sich auch von Ihrer eigenen, inneren Musik durchtönen lassen. Laden Sie dazu einfach Ihre Seele ein, ihr Lied, ihre einzigartige Melodie in Ihrem Körperinnenraum erschallen zu lassen. Ihr Körper ist die Kathedrale, das Klanggebäude, in dem Ihr ganz eigenes Seelenkonzert sich ereignet. Lauschen Sie ihm, Ihrer inneren Quelle, wie sie Ihren Resonanzraum, Körper genannt, ausfüllt.

Erlauben Sie an dieser Stelle einen kleinen Ausflug zu einer Krankheitsgeschichte oder besser zu einer Gesundungserfahrung. Sie lässt uns noch besser verstehen, wie wir im Täglichen durch Musikhören etwas für unsere Gesundherhaltung tun können. Musik hat grundsätzlich eine heilende, Heilung anstoßende Wirkung, wenn wir uns dieser öffnen. Musik ist ein anregender Impuls für die Seele, den eigenen Körper selbst zu heilen.

Joachim Faulstich berichtet in seinem Buch *Das Geheimnis der Heilung* davon, wie der Chellist Dominik Polonski seine Heilung mit Musikhören begann. Bei dem jungen Mann, dessen Konzerte stets ausverkauft gewesen waren und dem sein Instrument alles bedeutete, war ein Hirntumor, Krebs in der Stufe drei, diagnostiziert worden. Ein Viertel seines Gehirns wurde ihm operativ entfernt. Nun waren sein linker Arm und sein linkes Bein gelähmt, und sie würden es auch bleiben für die kurze Zeit, die er noch zu leben haben würde – so lautete die Prognose des Arztes. Das Einzige, was Dominik noch tun könne, sei, sich einen bequemeren Rollstuhl für seine restliche Lebenszeit zu kaufen.

Dominik war natürlich verzweifelt und fühlte sich auf sich

selbst zurückgeworfen. Er erinnerte sich an eine Musik, die für ihn schon immer von besonderer Kraft gewesen war: *Das Wohltemperierte Klavier* von Bach. Mit der noch beweglichen Hand legte er an jenem Abend im Krankenhaus die CD ein und stellte den Player auf Dauerbetrieb. Er schloss die Augen, tauchte ein in die Musik und verband sich völlig mit ihr; er verschmolz geradezu mit ihr. Am nächsten Morgen bei der Visite bemerkten er und die Ärzte etwas, das sie nicht für möglich gehalten hatten: Er konnte sein linkes Bein ein wenig bewegen. »Irgendetwas war anders in meinem Körper. [...] Ich hatte plötzlich das klare Gefühl, dass etwas gewachsen war, dass sich Verbindungen hergestellt hatten, dass ein Netz geknüpft war.«[70]

Sein Bett wurde von der Krebsstation in die Reha geschoben, und auch danach folgte ein langer, individueller Therapieweg für den jungen Mann. Fünf Jahre später, inzwischen konnte er wieder gehen, kehrte er auf die Bühne zurück und gab ein »Cellokonzert für eine Hand«, das eigens für ihn komponiert worden war. Er erhielt stehende Ovationen, bis er vor den Augen des Publikums hemmungslos in Tränen ausbrach.

Sie mögen das jetzt für einen spektakulären Einzelfall halten. Und natürlich war Dominiks Heilungsweg ein ganz individueller, doch das ist jeder Heilungsweg. Auch aus vielen anderen Erfahrungen wissen wir: Klang ist heilend und zwar für jeden Menschen.

Nachdem sie täglich eine für sie bedeutsame Musik gehört hatten, konnten Schlaganfallpatienten ihr Sprachgedächtnis um 60 Prozent verbessern, heißt es in einer Studie der Universität von Helsinki. Positive Effekte wurden auch bei Komapatienten beobachtet, nachdem ihre Angehörigen aufgefordert worden waren, die Lieblingsmusik des Patienten mitzubringen und diese regel-

---

70 Hier und im Folgenden: Joachim Faulstich: *Das Geheimnis der Heilung. Wie altes Wissen die Medizin verändert*, S. 52, 74, 304, 301.

mäßig im Krankenzimmer abgespielt wurde. Ebenso werden bei Operationen weniger Anästhetika und andere Medikamente benötigt, wenn der Patient während der OP seine Lieblingsmusik hören kann. In vielen Krankenhäusern kann man inzwischen die eigene Lieblings-CD zur Operation mitbringen. Musik entspannt, lockert körperinnere Strukturen, aktiviert und heilt.

Doch um von der Wirkung von Musik zu profitieren, müssen wir nicht erst krank sein. Wir können diese Kraft auch präventiv nutzen. Musik hält uns gesund – oft auf unbemerkte, hintergründig wirkende Weise. Und damit möchte ich uns wieder zurückführen in unseren Alltag. Schließlich hält unser modernes Leben ja einige Herausforderungen für uns bereit, die wir tagtäglich wuppen. Und beim Bewältigen all dieser Anforderungen können sich schon mal Belastungen, Verkrampfungen, verschleiernde Hüllen um unsere Seele legen (die, das wissen wir schon, im Kern und an sich ja immer heil ist). Und diese Belastungen können mit Klang gelockert und gelöst werden. Dann kann das Licht unserer Seele wieder ungehindert strahlen und jeden Bereich unseres Körpers erreichen und durchlichten.

Menschen, die im Chor singen, erzählen, dass sie sich nach den Chorproben erfrischt, geistig neu aufgerichtet und positiver gestimmt fühlen (und auch körperlich erneuert.)

Klang zu genießen ist eine Idee zur Selbstwertschätzung im Alltag. Umgeben wir uns mit dem Klang, der uns guttut. Dabei ist es zunächst unerheblich, ob man selbst musiziert oder Musik rezipiert. Musik zu hören ist schon sehr wirksam.

Wählen Sie also eine Musik aus, die Sie richtig gerne hören und die Ihnen jetzt spontan in den Sinn kommt. Oder Sie musizieren selbst oder singen jeden Tag etwas. Das bleibt ganz Ihrem Geschmack überlassen, je nachdem welche Melodie, welcher Rhythmus etwas in Ihnen zum Schwingen bringt.

Wohltuend und heilend ist, was uns berührt. Dies regt unsere Seele an und bestärkt sie, durchzustrahlen durch alte Belastungen.

Genießen Sie das und genießen Sie auch den Nachhall. Der Nachhall der Melodie findet ja in uns statt. Unlängst besuchte ich mit meinem Partner ein Konzert von Evgeny Kissin, einem russischen Pianisten, in der Alten Oper in Frankfurt am Main. Das Spiel des jungen Mannes hat uns sehr berührt und geradezu mit hineingenommen in die Musik. Nach mehreren Zugaben und nicht enden wollenden stehenden Ovationen verließen wir den Konzertsaal und kehrten noch in einer Bar ein. Stumm saßen wir dort nebeneinander, so groß, so umfassend füllte uns der Nachhall jener Musik aus.

»Nach einer Zeit des Zuhörens spielt die Musik ja im ›inneren Raum‹ wie von selbst weiter, bleibt als Melodiefolge oft lange Zeit im Hintergrund des Gedächtnisses präsent, beeinflusst das Denken, die Sprache, selbst die körperliche Bewegung«,[71] weiß Joachim Faulstich zu berichten. Und natürlich kommen auch emotionale und psychische Bewegungen in Gang, die körperinneren Strukturen werden, sofern sie belastet waren, angeregt, zurück zu ihrem Urklang zu finden.

Musik ist eine Möglichkeit, die Helligkeit in unserem eigenen System zu erhalten. Das leistet die Musik oft auf eine von uns unbemerkte Weise – ebenso, wie Gemeinschaft dies vermag.

Gemeinschaft erleben

Im Zusammensein mit Freunden erleben wir vieles, das unsere innere Helligkeit nährt und erhält. Umarmungen, Austausch, verständnisvolle Blicke, zuhören, kommentieren, lachen, gehalten werden, Zuversicht und Vertrauen verströmen, die Unerschütterlichkeit des menschlichen Seins spüren – all das gehört dazu.

---

71 Joachim Faulstich, *Das Geheimnis der Heilung,* S. 301.

Ihr wisst gar nicht, wie viel Unheil und Krankheit damit schon nivelliert, verhindert und ausgelöscht wurden. Gemeinschaft ist sozusagen der Tintenkiller für alles, was sich an unguten Gedanken und Tendenzen in Euch zusammengebraut hatte, **kommentiert die geistige Welt.**

Menschen brauchen Menschen. Wir brauchen Gemeinschaft. Das Beispiel von Roseto macht es deutlich. Roseto ist ein Dorf in Pennsylvania (USA), in das 1961 viele Italiener ausgewandert sind. Von den ebenfalls dorthin ausgewanderten Briten, die sich schon länger in der Gegend etabliert hatten, wurden die Italiener nicht gerade willkommen geheißen. So mussten sie zusammenstehen und füreinander sorgen. Die Männer arbeiteten tagsüber schwer in einem Steinbruch, und die Frauen gingen einer Fabrikarbeit nach. Abends, wenn sie in ihr Dorf zurückkehrten, hielten sie ein Schwätzchen miteinander, sie kochten zusammen, die Tische wurden zusammengerückt, und sie aßen gemeinsam. Dabei war ihr Essen sehr reich an tierischen Fetten (gesündere, wie Olivenöl, waren zu teuer), und der Wein floss in Strömen. Obwohl sie hart arbeiteten und sich nach herkömmlichem Verständnis nicht gerade gesund ernährten, waren sie sehr viel gesünder als der Durchschnittsamerikaner. Es gab unter den Italienern kaum Krankheiten und auch kaum Herzinfarkte, welche in jener Zeit in den USA zur häufigsten Todesursache avancierten. Woran lag das? Nachdem alle anderen Faktoren für ihre außergewöhnliche Gesundheit bei der akribischen Untersuchung des Mediziners Steward Wolf ausgeschieden waren, blieb nur eines: Es war die Gemeinschaft, die sie so selbstverständlich und zuverlässig erlebten.[72] Gemeinschaft hält uns gesund. Menschen die in guter, unterstützender Gemeinschaft leben, werden selten krank.

---

72 Vgl. Lissa Rankin, *Mind over Medicine*, S. 134f.

Die Gemeinschaft stärkt den Einzelnen so, dass Krankheiten, Selbstmordgedanken oder Ähnliches meist gar nicht erst aufkommen beziehungsweise sich nicht weiter in uns ausbreiten. Gemeinschaft nivelliert, lockert und löst ungute Tendenzen in uns – oftmals auf unbemerkte Weise. Das erfahren wir auch in unserem heutigen Lebenskontext. Wir sagen dann »Oh, das tat jetzt aber gut, mit euch zusammen zu sein. Danke für den schönen Abend!« Oder: »Danke für dein offenes Ohr« oder »Es ist immer schön mit dir«. Niemand ist so erleuchtet, dass er nicht immer auch das Licht anderer benötigte, bemerkte schon Katharina von Siena.

Jede Gemeinschaft bietet die Gelegenheit, sich und sein eigenes Licht zu spüren, das heißt, mit dem eigenen Licht wie auch mit dem der anderen zu sein. Wir spüren uns in unseren Frequenzen. In unserem grundsätzlichen Sein. Und natürlich ist dabei jeder mal besser und mal schlechter gestimmt. Treffen wir uns mit einem Freund oder einer Freundin, so ist die Stimmungslage zunächst eine individuelle: Dem einen geht es vielleicht ein bisschen besser als dem anderen.

Wissenschaftliche Forschungen haben ergeben, dass zwei Personen, die sich im selben Raum befinden, sich in ihren vitalen Parametern anpassen, und zwar zum höher schwingenden hin: Während die eine Person meditierte (also in einem ruhigen, innerlich friedlichen Zustand war) und die zweite Person einfach nur daneben saß, nichts von Meditation wusste und ihre Gedanken beliebig schweifen ließ, passten sich ihr Herzschlag, ihre Atemfrequenz und ihre Hirnströme dennoch an die des Meditierenden an. Auch die Verdauungstätigkeit und die Leitfähigkeit der Haut (Hautwiderstand) glichen sich an. Die zweite Person profitierte von dem ruhigen, friedlichen Geist der ersten Person, obwohl sie unbeteiligt einfach nur im gleichen Raum saß. Das heißt, es gibt in unserem Leben eine natürliche Drift, sich zu feinen, hoch schwingenden Frequenzen hin zu öffnen. Um diesen automatisch ablaufenden Prozess auszuhebeln, müsste man dem schon massiv verhärtete innere Verknäuelungen entgegensetzen.

In der Regel also gilt: Wenn es einem nicht so gut geht, wenn man niedergeschlagen, frustriert, traurig oder enttäuscht ist, dann sieht die Welt schon wieder ganz anders aus, wenn man in liebevoller Gemeinschaft Zeit mit einem Freund verbracht hat. Wenn man sprechen, sich fühlen und zusammen sein konnte. Durch Gemeinschaft finden wir uns selbst bestärkt in unserem Licht.

Der inneren Bewegung folgen

Eine weitere Möglichkeit, um selbstwertschätzend mit sich umzugehen und die Helligkeit in sich zu bewahren, ist Bewegung. Wir wissen inzwischen: Licht ist in uns und füllt unsere komplette Seinsstruktur aus. Und da Licht ein Phänomen in Bewegung ist – Lichtwellen bewegen sich[73] –, ist es nur natürlich, dass es unseren Körper von innen heraus nach Bewegung gelüstet. Ist das mal nicht der Fall, liegt es daran, dass unser System so überlagert ist von emotionalen Einschränkungen und mentalen Manifestationen, dass sein natürlicher Bewegungsdrang unterdrückt wird. Sollten Sie das in sich spüren, beginnen Sie am besten mit den Meditationen in diesem Buch, von denen Sie sich angesprochen fühlen. Oder schauen Sie, was Sie ansonsten anzieht und Ihnen eine Möglichkeit bietet, sich wieder auf Ihren inneren heilen Kern zu besinnen und alte, verhärtete Verkrustungen aus dem System zu spülen. Schauen Sie also darauf, und dieser Blick lohnt sich, was aus der Kraft Ihres eigenen Lichtes wieder in Bewegung (Heilung, Loslösung) kommen will.

Bewegung ist also unser natürlicher Drang, weil Licht in uns in Bewegung ist. Wir sind mit unserem Körper Licht in Bewe-

73 Natürlich gibt es auch stehendes Licht, doch dieses Phänomen hier zu erläutern würde den Rahmen sprengen.

gung. Also folgen wir diesem natürlichen Impuls und stellen wir einen Gleichklang von innerer und äußerer Bewegung her. Jeden Tag (oder jede Woche) ein bisschen Bewegung. Auch hier gibt es eine Korrespondenz beziehungsweise Resonanz zwischen unserer eigenen Frequenz und der Sport- oder Bewegungsart, die uns anzieht und guttut. Der eine tanzt gerne, der andere macht Kickboxen, der nächste liebt es zu joggen, zu schwimmen oder zu surfen.

Bewegungsarten, die unseren Körper, unseren Geist, unsere Seele und unser Meridiansystem gleichermaßen ansprechen, sind natürlich zu bevorzugen oder auch wahlweise mit anderen zu kombinieren. So wird etwa im Yoga eine Tiefenstruktur des Lichtes angesprochen, die wiederum alle anderen, darüberliegenden Seinsfelder anregt. Von daher ist Yoga immer zu empfehlen.

Bewegung öffnet sanft und massiert unsere inneren Lichtstrukturen. Ähnlich wie Musik und Gemeinschaft kann Bewegung eine sanfte Neuordnung der Licht- (und damit der physischen) Strukturen in uns bewirken. Belastungen, strukturelle Verdichtungen oder materiell ungünstige Bedingungen werden gelockert und gelöst; diese Stellen werden durchlässiger für die wohlgeordnete Frequenz unseres eigenen heilen Seelenlichtes. Das ist nicht zu verachten und zeigt, wie heilsam wir mit uns selbst sein können.

Die geistige Welt fasst zusammen:

Musik, Gemeinschaft und Bewegung sind sicher nicht neu für Euch. Doch Ihr könnt sie jetzt aus einem anderen Bewusstsein heraus tun. Euch werden noch mehr Dinge einfallen – über diese hinaus. Je mehr Ihr Euch mit dem Licht in Euch vertraut macht (ob durch die Meditation oder auf andere Weise), desto sensibler werdet Ihr für das Licht, das Euch umgibt, für das Licht in Eurem Verhalten und Tun.
Alles, was Euch guttut, nährt Eure Seele und damit die Helligkeit in Euch.

Bei allem, was Ihr tut, werdet Ihr mehr und mehr den Lichtgehalt spüren; Ihr werdet intuitiv spüren, was Ihr braucht und was Ihr nicht mehr braucht. Licht kommt nicht nur in Eure Welt durch die Dinge, die Ihr tut, sondern auch durch die Dinge, die Ihr nicht mehr tut.

Emotionen – alle »88 Tasten« spielen

Die geistige Welt möchte an dieser Stelle darauf hinweisen, wie wichtig es für uns Menschen ist, alle Gefühle zu fühlen, und wie dadurch Licht und Lebendigkeit in unserem Leben fließen. So wie die Lebenswellen sich als Wellen ereignen, so kommen auch Emotionen als Wellen mit Höhen und Tiefen. Es geht um die Versöhnlichkeit mit den Emotionen. Wir alle haben sie: beglückende, berauschende, freudige Emotionen genauso wie die sogenannten negativen Gefühle, den Hass, den Neid, die Gier, die Eifersucht, die uns richtig plagen können. Was ist damit zu tun? Nichts. Gar nichts. ES IST SO. Das ist das Leben: saftig, lebendig. Die ganze Tonalität der Gefühlswelt – wie die 88 Töne auf dem Klavier – sind da und in uns DA.

Wir drosseln uns im gesellschaftlichen Umgang miteinander. »Sei nicht so emotional.« »Nimm dich zusammen.« »Reiß dich zusammen, das wird schon wieder.« »Jetzt werden Sie bloß nicht emotional.« »Immer schön cool bleiben.« »Blamier dich nicht.« So verbergen wir einen Gutteil dessen, was unsere Lebendigkeit ausmacht. Viele Klänge, vielleicht sogar ein ganzes Klangspektrum bleiben unterdrückt und finden nur in unserer geheimsten Innenwelt statt.

Die Emotionen haben in der letzten Zeit etwas gelitten auf diesem Planeten. In unserem Umgang miteinander haben wir sie zu mäßigen versucht, wie einen Motor, den man drosselt. Dabei will der junge Kerl, dem das Mofa gehört, doch eigentlich voll aufdrehen – die ganze Klaviatur seiner Frequenzbereiche auskosten.

Viele Emotionen bleiben ungehört und ungezeigt. Sie sehen nie die Oberfläche dieser Welt, das Sein kommt nicht in den Genuss sie im Live-Betrieb zu erleben.

Wie hört es sich an, wenn man mit einem steifen Finger immer nur ein und denselben mono-tonen Ton anschlägt? Das klingt trist und langweilig. Wären wir in einer Gefühlslage, in einer Tonlage, gefangen, wollten wir ausbrechen. Das Leben in seiner spektralen Frequenzvielfalt in *mir* anzunehmen, das ist es, was uns mit der Schöpfungsvielfalt in uns selbst in Kontakt bringt.

Es gibt Unterschiede in der Lichtintensität und Schwingungsfrequenz der unterschiedlichen Emotionen. Deshalb fühlt sich jede Emotion ja auch anders an. Klar, das wissen wir doch. Eine Freude über ein bestandenes Abitur des eigenen Kindes fühlt sich anders an als die Freude, dass jemand wieder gesundet ist, oder die stille Freude, dass die eigene Mutter jetzt durch ihren Übergang in den Tod und das Leben danach Frieden und Geborgenheit und Aufgehobensein gefunden haben mag. Wut hat eine andere Frequenz und Farbe als Ärger. Und Enttäuschung schmeckt anders als Traurigkeit. Jede Emotion ist anders, und darum geht es, wenn wir von Auskosten der Emotionen sprechen. Vom »Schmecken« der unterschiedlichen Farben und Nuancen. Jede hat ihre eigene Frequenz, ihre eigene Wellenlänge und Information.

Alles ist und hat seinen Urgrund in dem einen Licht in Dir. Nichts ist Dir fremd und müsste »weggemacht« werden. Alles gehört zu Dir und ist Licht- und Seinsgewebe. Alles, was ist, jede Emotion, auch die scharfen, harten, schweren, die wir bisweilen mit uns rumschleppen, alles, alles gehört zu Dir und ist von Deinem Lichtimpuls durchtränkt.
Ein glorreiches Wesen bist Du, das von Licht und Liebe durchpulst ist. Ein ewig seiendes Licht- und Informationsbündel, eine Einheit, die strahlt, leuchtet und von der etwas ausgeht, während sie das immerwährende SEIN ist.

Deshalb gilt es, nicht unversöhnlich mit allem zu sein. In anderen Worten: Es ist nichts, was es zu bedauern gäbe. Viele spirituelle Richtungen kümmern sich darum und sind bemüht mit verschiedensten Ansätzen, Erfahrungen und gerade auch die damit verbundenen Emotionen, die wir nicht (mehr) haben wollen, zu neutralisieren. Es gilt, alle zu achten. Das ist aus unserer Sicht ein heilsamer Weg. Wenn ich sie nicht auskosten will, die vielfältigsten Emotionen in ihrer ganzen Bandbreite, dann will ich auch einen Teil des Lebendigen in mir nicht achten, will einen Teil des lebendigen Schöpfungsimpulses nicht schmecken oder will ihn brachliegen lassen. Es gilt zu würdigen, was sich aus der Fülle gebiert.

Was bedeutet das für den ganz normalen, schnöden Alltag, wenn ich zum Beispiel gerade in ungeliebten Emotionen feststecke?

Mach einen Ton. Wie hört sich Deine Traurigkeit, Deine Niedergeschlagenheit, Deine Wut, Dein Ärger an, wenn Du sie in einem Ton ausdrückst? Mach Töne, wie sie in Deinem Inneren entstehen und nach außen drängen. Höre ihnen zu; die Emotionen stülpen sich so von innen nach außen. Es ist Dein eigener Heilklang. Deine Gefühle werden damit gewürdigt. Wenn Du nach aufwühlenden Emotionen wieder in einen ruhigen, ausgeglichenen Gemütszustand zurückkehren willst, kannst Du diese Übung machen. Das ist Isopathie.[74] Indem Du dem Klang Deiner Emotionen lauschst, sie über Dein Stimmbandfrequenzmedium nach außen transportierst, hörst Du sie, und so trifft innerer Klang auf äußeren Klang. Wellen treffen auf Wellen und mit diesem

74 Die geistige Welt verwendet hier den Begriff Isopathie, der herkömmlich eine Behandlungsmethode nach dem »Gleichheitsprinzip« bezeichnet (*aequalia aequalibus curantur* = »Gleiches wird Gleiches heilen«); sie ist ein Abzweig der Homöopathie und geht auf den Arzt Johann Josef Wilhelm Lux zurück.

Wellengeschehen können sie sich auslöschen (Wellenberg trifft auf Wellental). Belastende Emotionen werden neutralisiert, und Du kehrst zurück in Dein Nullpunktfeld, in Deinen ausgeglichenen Gemütszustand. Das ist das Angenehme beim Tönen. Geh dazu in den Wald, mach einen Spaziergang in der Natur. Du kannst es auch in Deiner Wohnung machen. Lass einfach Töne aus Deinem Inneren entstehen und emporsteigen mit den Emotionen, die Du in Dir herumträgst. Bitte einfach Deine Seele darum, Dir den Ton zu zeigen, der in Deinem Gefühl eingebettet ist. Lass diesen aufsteigen, mehrmals, und lausche ihm. Mach das so lange, bis der Ton verhallt, das Bedürfnis sich erschöpft. Zurück bleibt heilsame Leere.

Vielleicht fragst Du Dich, warum wir diese Praxis empfehlen, wo wir doch vorher sagten, es ergebe keinen Sinn, die Dinge zu neutralisieren oder »wegzumachen«. Ja, genau, das ist richtig. Dies ist vor allem auch eine Praxis, um verstockte Emotionen, die wir ungehört mit uns rumschleppten, erstmals überhaupt an die Oberfläche, ans Licht des Tages zu bringen – um sie zu fühlen und in Kontakt mit ihnen zu sein. Und gleichermaßen ist es eine Möglichkeit, verstockte Emotionen, die uns zu lange belastet haben, nach oben zu spülen und in das heilsame Selbst des ausgeglichenen Seins zurückzukehren. Aber dazu müssen sie zunächst gefühlt werden, und das ist eine wunderbare Möglichkeit, in ihrem Klang zu sein.

Die Klangfarbe jeder Emotion ist anders – manchmal ist es ein klagender Laut, manchmal ein seufzender, langgezogener Ausdruck, manchmal gehackt, aus den Tiefen, sonor, manchmal spitz und schrill. Lass alles zu – das ist die ganze Klaviatur des Seins. Versuche nichts willentlich zu bestimmen. Es ist mehr so, als ob Du einem Geysir, der seine Impulse aus der Tiefe bekommt, beim Aufsteigen zuschaust und lauschst. Lausche dem Tiefenklang der Gefühle. Lass alles zu. Es ist die Vielfältigkeit des Seins.

Bewege Deine Arme und Beine ruhig auch dazu. Zappele,

strampele, schüttele, stoße … mach alles, was Dir guttut. Folge der Bewegung von innen nach außen. Das wird Dich abermals erleichtern und befreien. Sieh es so: Dein Klang der Emotionen ist die »Melodie«; die Bewegung dazu sind die einzelnen Noten auf dem Blatt der Partitur. Beides will gelebt werden, kommt und wirkt zusammen in dem heilsamen Konzert. Mach Dich frei von belastenden Emotionen und kehre zurück in Deinen Urzustand, von dem aus Du die Welt mit Gleichmut und gelassener Freude betrachten kannst.

Der Licht-Quickie – um das Licht in jedem Menschen zu sehen

Mit dem Licht-Quickie können Sie jede Begegnung erhellen, egal, in welcher Situation Sie sich gerade befinden. Ich selbst benutze ihn sehr oft – einfach nur so, zum Beispiel wenn ich in der U-Bahn sitze und die Menschen mir gegenüber betrachte. Und natürlich auch dann, wenn mir jemand tierisch auf die Nerven fällt. Der Licht-Quickie ist als eine Akuthilfe in strapaziösen Begegnungen zu verstehen und auch als eine Erfrischung, die keines besonderen Anlasses bedarf. Das heißt nicht nur, wenn wir irgendwie ungut verwickelt sind, ist er zu gebrauchen, sondern auch dann, wenn wir die Menschen einfach nur in ihrer tiefen Struktur und Schönheit betrachten und in ihrem urgründlichen Sein erkennen wollen.

Also, egal, ob alles glattläuft in Ihren Beziehungen, ob Sie mitten in einer Auseinandersetzung stecken oder ob Sie mehr zufällig einem Menschen begegnen, den Sie unsympathisch finden und instinktiv ablehnen: Der Licht-Quickie tut immer gut. Was dabei geschieht, ist, dass Sie dem Menschen, der sich Ihnen gegenüber befindet, sei es der Chef, die Schwiegermutter oder der Obdachlose am Straßenrand, mit einem tieferen Blick begegnen – aus dem Hintergrund des Seins. Beides kann parallel ablaufen – die

Wahrnehmung des Vordergründigen, also dessen, was da gerade ist: ein unangenehmes Gefühl; ein unschöner Geruch; ein äußeres Erscheinungsbild, das Sie stört oder Ihnen unbehaglich ist; ein Verhalten, das Sie ablehnen; Worte, Sätze, Argumente, die Sie auf die Palme bringen … all das ist da und darf sein. Es findet im Vordergrund der Realität statt. Und dahinter gibt es noch eine tiefere Wirklichkeit – die des unbescholtenen Seins. *Hey, auch in diesem Menschen, der mich gerade furchtbar nervt, auch in diesem Menschen ist das Licht.* So können Sie Ihr Gegenüber auch betrachten und dabei *sein* inneres Licht sehen, im Hintergrund, in der Tiefe. Dieses Wahrnehmen des Lichtes im anderen ist ganz einfach, das Einzige, was dafür nötig ist, ist, sich zu erinnern, dass sich hinter alldem auch (s)ein Licht sich befindet.

Den Licht-Quickie in einer Begegnung ausführen

Während Sie sich mitten in einer für Sie unangenehmen Situation befinden, nehmen Sie wahr, wie all das Unangenehme im Vordergrund stattfindet – und parallel erinnern Sie sich an das dahinterliegende Licht. Denken Sie still:

> Ich achte dein Licht.
> Während die Situation weiter abläuft, wiederholen Sie einfach:
> Ich achte dein Licht.
> In dir ist Licht.

Fahren Sie fort mit Ihrer zweigleisigen Wahrnehmung und beobachten Sie, was geschieht. Es wird ruhiger in Ihnen werden und die ganze Situation wird sich verändern, etwa so, als würden Sie bei einem Foto den Weichzeichner einschalten.

Den Licht-Quickie können Sie natürlich auch praktizieren, wenn Sie an eine vergangene Begegnung mit einem Menschen denken. Holen Sie ihn sich einfach vor Augen und sagen Sie laut oder im Stillen:

Da ist Licht in dir.
Ich sehe dein Licht.
Ich achte,
ich sehe dein Licht.

Das können Sie mehrere Male wiederholen. Sie werden merken, wie sich Ihr Blick auf die Person verändert.

Das Licht im anderen zu sehen ist ein Quickie, ein schneller Impuls, den ich mir jederzeit selbst geben kann – egal, in welcher Situation ich mich gerade befinde. Die Situation wird sich dadurch deutlich entspannen. Sie werden es an Ihren eigenen Reaktionen merken. Die werden weicher. Gut, Sie werden den Menschen vielleicht noch nicht mögen, und das ist ja auch nicht erforderlich, doch Sie gewinnen eine wohltuende Distanz zu den ursprünglichen Verwicklungen. Auch die Aktionen des anderen werden sich verändern und womöglich milder ausfallen. Beobachten Sie das. Es ist spannend. Was geschieht, wenn wir das Licht im anderen sehen?

Nicht immer haben wir die Zeit und passende Umgebung, um eine Lichtmeditation für Beziehungen zu machen. Der Licht-Quickie aber steht uns jederzeit zur Verfügung. In jedem Fall ist der Licht-Quickie eine lohnenswerte Angelegenheit, die unsere Alltagsperspektive erhellt und unsere Sehgewohnheit erweitert. Er ermöglicht uns ein anderes Sehen, unser Blick auf die Menschen bekommt eine andere Tiefe. Es ist ein Wahrnehmen von Licht zu Licht.

Nachwort

Wir haben einen tiefen Einblick erhalten in unser Sein. Nichts ist nur physisch. Alle Materie – egal, in welcher Form sie uns begegnet – ist gleichzeitig und eben dadurch, dass sie Materie ist, auch eine Lichtstruktur.

Materie kann nicht Licht sein. Zu sehen und zu spüren, was wir hinter dem Vordergründigen sind, welche Wirklichkeit sich in der äußeren, greifbaren, physischen Realität abspielt, ist eine erkenntnisreiche Offenbarung und lässt uns mehr und mehr ankommen bei dem, was wir wirklich sind.

Das Licht des Lebens ist in uns. Vielleicht war das gemeint, als Jesus sagte, das Himmelreich ist in Euch. Mit den Physikern kommen wir zu dem gleichen Schluss: Die ganze Wucht, die sanfte, weise Macht des Universums wabert, schlummert, wirkt und spielt sich in uns ab.

Materie, die uns solide und fest erscheint, ist bei genauer Betrachtung doch in Bewegung und von flirrender, leuchtender Lebendigkeit. Es ist spannend, auf die Reise nach Innen zu gehen und die Entdeckungen und Überraschungen zu genießen, die da auf dem Weg auf uns warten. Was könnte es Schöneres geben, als diesen urgründlichen Seinsgrund, die ewige Sonne in uns zu spüren und zu achten? Morgens zum Beispiel wenn Sie die Straße entlanggehen und Ihre Einkäufe erledigen oder wenn Sie an der Zapfsäule stehen und warten, bis Ihr Tank vollgelaufen ist: Ich bin das Licht. Ah, ja, stimmt, ich erinnere mich. Alles, worauf mein Blick fällt, und jeder, der mir begegnet, ist aus dem gleichen Seinsgewebe gemacht. Schon haben wir uns einen entspannenden Moment bereitet, einen, der uns aus dem Seinsgrund heraus unterwegs sein lässt.

Es ist nicht den Weisen, den Mystikern vorbehalten, die »mehr Durchblick« hatten. Wir alle können unser Licht nutzen; es vermehrt und verbreitet sich in uns, je mehr wir uns im Vertrauen auf unsere eigene Macht und Schönheit nach innen wenden. Von dort aus können wir Wunder vollbringen.

Weitere Informationen

Informationen zu Seminaren und weiteren Anwendungsmöglichkeiten der Lichtheilung für Selbstanwender und für Therapeuten finden Sie ebenso wie Erfahrungsberichte, Tipps und Hinweise auf: www.daslichtindir.com

Dank

Danke an die geistige Welt für die Eingebungen, das wunderbare Zusammensein, eure Energie, Weisheit und Liebe. Das war wirklich ein Eintauchen in ein geöffnetes Feld des Seins mit schönen Durchblicken und Erkenntnissen. Danke, dass Ihr uns teilhaben lasst an dem, was wir eigentlich schon immer wussten und woran wir uns erinnern dürfen. Danke für Euer Vertrauen und die wunderbare Kooperation Es ist eine Freude und sehr berührend mit Euch zusammenzuarbeiten. Habt Dank für die exzellente Führung, die mich immer wieder fasziniert, und auch für das Zusammenbringen aller weiteren Akteure.

So vor allem auch für Petra Balschweit, die Heilpraktikerin, über die Ihr den Kontakt zu euch hergestellt habt. Liebe Petra, dein Vorschlag, *Hm, ich glaube, wir fragen hier mal anders, es kann sein, dass da etwas durchgegeben werden soll,* war einfach genial. Hab herzlichen Dank für deine Klarheit und die Liebe, mit der du Menschen begegnest. Sie zeichnen dich und deine großartige Arbeit aus.

Danke an Dr. Walter Medinger – für deine immerwährende Unterstützung und Begeisterung für die Welt und die physikalischen Wirklichkeiten, die sich in ihr abspielen. Du bist mit deiner Expertise und stets frischen Neugier ein begnadeter Wissenschaftler.

Danke von Herzen für alles, was ich von dir lernen durfte, für deine Zeit, Arbeit und Geduld. Wieder einmal hast du mit deiner Kompetenz ganz wesentlich zum Gelingen eines Buches beigetragen. Danke für dieses Geschenk.

Danke an Thomas Schmelzer – für dein Einfühlungsvermögen, für die inhaltlichen Hinweise und frischen Impulse bei der strukturellen Überarbeitung. Sie haben das Werk bereichert und auf einen guten Weg befördert. Vor allem möchte ich dir dabei für deine wohlwollende und positive Art danken, die dich ganz persönlich auszeichnet.

Mein großer Dank gilt Ulrich Ehrlenspiel – für Ihre Offenheit für das Thema und Ihr Interesse, es für die Leser pragmatisch nutzbar zu machen. Danke für die ebenso weitsichtige wie unkomplizierte Art, mit der Sie die Entstehung angegangen sind.

Danke auch an Usha Swamy für das wohlwollende Aufgreifen des Exposés und die Impulse in der frühen Phase. Insbesondere bedanke ich mich bei Anja Schmidt – für Ihre Geduld, Hartnäckigkeit und brillanten Ideen, mit der Sie das Werk aus Ihrer profunden Erfahrung heraus begleitet haben. Ihre Fachkompetenz, stets gepaart mit Menschlichkeit zu erleben war besonders für mich.

Ohne ihre Gesichter zu kennen, danke ich allen weiteren Mitarbeitern im Verlag für ihre Arbeit, die ich nur erahnen kann. Anne Nordmann danke ich für ihre feine persönliche Art sowie ihre Akribie, Sorgfalt und (positive!) Strenge im Lektorat, das hat dem Werk den letzten entscheidenden Schliff gegeben. Ruth Geiersberger danke ich herzlich für ihre erfrischende, natürliche Art, mit der sie die Meditationen auf der CD gesprochen hat. Den Grafikern und Tontechnikern gilt ebenso mein herzlicher Dank.

Besonders bedanke ich mich bei allen frühen Anwendern der Lichtmeditation – den Menschen, die während meiner Schreibphase bereit waren, die heilsamen Frequenzen in ihrem Leben wirken und andere daran teilhaben zu lassen. Danke für euren Mut und euer Vertrauen. Ihr habt das Buch ganz entscheidend bereichert und an eurem Beispiel aufgezeigt, wie die stärkste Lebenskraft in uns wirkt.

Spätestens jetzt müsste ich meinem Partner dafür danken, dass er mir den Rücken freigehalten hat, während ich mich dem Schreiben widmete – das liest man an dieser Stelle doch immer, nicht wahr? Bei uns war das anders. Ich habe *ihm* den Rücken freigehalten. Und zwar schon früh morgens um vier oder zu anderen nächtlichen Unzeiten, wenn ich die Bettdecke zurückschlug und *sein* Rücken damit frei lag, während ich aufsprang und geräuschvoll nach meiner Lesebrille suchte, um schnell etwas zu notieren. Huschte ich danach zurück, die Decke für uns beide richtend, dann oft nur, um bald darauf erneut aufzuspringen, weil noch etwas nachschwappte. Nun ja, Inspiration geschieht bisweilen eruptiv ... auch in völlig unpassenden Momenten, zum Beispiel wenn man in einem Konzert sitzt und ganz still und verzaubert der Musik lauscht. Kopfüber in den Tiefen der Handtasche zu verschwinden und auf der Suche nach Papier und Stift geräuschvoll zu kruscheln ist nicht das, was man sich in solchen Augenblicken wirklich wünscht. Kurzum: Es war sicher nicht leicht, lieber Manfred, neben solchen Verschrobenheiten ein ganz normales Dasein zu führen. Vieles ertrugst du mit mir unerklärlicher Tapferkeit, Langmut und der warmen Großzügigkeit deines Herzens. Danke dafür. Du bist ein wundervoller Mensch, der mein Leben erhellt, und es ist ein Geschenk, dich an meiner Seite zu wissen.

Literaturverzeichnis

Am Anfang war das Licht. (DVD)

Friederike, Armbrecht: *Yin und Yang im Klassenzimmer* (Arbeitstitel, Vorabauszug)

bild der wissenschaft 9, 2013, Das Echo des Urknalls: Präzisionsmessungen vom ersten Licht des Weltalls verraten, in welchem Universum wir leben, S. 42–59.

Marco Bischof: *Das Licht in unseren Zellen,* Zweitausendeins 1995.

Thomas Vasek: »Sanfte Rebellen« in: *brandeins,* 08.2011.

Beate Brüggemeier: *Wertschätzende Kommunikation im Business. Wer sich öffnet, kommt weiter,* Junfermann 2010.

Gregg Braden in: *happinez,* S. 30, Nr. 1, 2014.

Ruediger Dahlke: *Peacefood. Wie der Verzicht auf Fleisch und Milch Körper und Seele heilt,* Gräfe und Unzer 2011.

Deutsche Gesellschaft für Energetische und InformationsMedizin, www.dgeim.de

Hans-Peter Dürr: *Wir erleben mehr als wir begreifen. Quantenphysik und Lebensfragen,* Herder Spektrum 2007.

John Eldredge: *Folge deinem Traum,* Brunnen Verlag 2010.

Joachim Faulstich: *Das Geheimnis der Heilung. Wie altes Wissen die Medizin verändert,* Knaur Verlag 2012.

Lisa Fitz: *Der lange Weg zum Ungehorsam. Erinnerungen für die Zukunft,* Heyne 2012.

Holger Fuß: »Das rätselhafte Leuchten allen Lebens«, in: *Spiegel online Wissenschaft,* 23.08.2005.

Thomas Görnitz: Interview mit Quantica und Vesna Kerstan, www.youtube.com/watch?v=qDWoS3jrzeA

Amit Goswami: *Die Medizin der Zukunft wird eine Licht- und Informationsmedizin sein).* Workshop im Anschluss an den Bleep-Kongress 2011 bei Stuttgart.

Michael Martin Hadulla et. al. in: *das zaenmagazin,* 01.2014.

Ursula Hübenthal: *Swing Time. Fast nichts und die Folgen,* Mediengruppe Oberfranken 2012.

Willigis Jäger: *Leben aus dem Seinsgrund,* Newsletter Dezember 2013: http//www.west-oestliche-weisheit.de/newsletters/west-oestliche-weisheit-heute/dezember-2013/willigis-jaeger-seinsgrund.html

Wolfgang Kopp: *Befreit Euch von allem,* Ansata 1991.

Oskar Mastalier: »Information und Energie in lebenden Systemen« in: *Natur-Heilkunde Journal,* 1.2013.

Walter H. Medinger, Emails an die Autorin (www.iirec.at)

Anita Moorjani: *Heilung im Licht: Wie ich durch eine Nahtoderfahrung den Krebs besiegt und neu geboren wurde,* Arkana 2012.

Lynne McTaggart, Vortrag auf dem Bleep-Kongress in Hamburg 2010.

Siglinda Oppelt: *Management für die Zukunft: Spirit in Business – anders denken und führen,* Kösel 2004.

Siglinda Oppelt: *Quantensprung im Business. Erfolgreich in die neue Zeit,* Via Nova 2011.

Naupany Puma: www.naupanypuma.com

Fritz-Albert Popp: www.youtube.com/watch?v=H0104a7P4Hg

Princeton University: http://www.princeton.edu/main/ und Global Consciousness Project: http://noosphere.princeton.edu/

Quarks, TV-Sendung vom 10.05.2011: www.wdr.de/tv/quarks/sendungsbeitraege/2011/0510/003_weltformel.jsp.

Lissa Rankin: *Mind over Medicine. Warum Gedanken oft stärker sind als Medizin,* Kösel 2014.

Max Rauner und Ulrich Schnabel: »Ein Selfie vom Urknall« in: *Die Zeit,* 20.03.2014.

Marshall B. Rosenberg: »*Gewaltfreie Kommunikation. Eine Sprache des Lebens,* Junfermann 2012.

http//vegetarisch-leben.de/buch/fleischproduktion-welthunger-naturzerstoerung.html

Wolf-Dieter Storl: *Die Seele der Pflanzen. 60 Botschaften aus dem Reich der Kräuter,* Kosmos Verlag 2009.

Eva Ullmann: http//www.n-tv.de/wissen/Lachen-ist-sozialer-Klebstoff-article7497051.html

Michael Werner und Thomas Stöckli: *Leben durch Lichtnahrung. Der Erfahrungsbericht eines Wissenschaftlers,* AT Verlag 2005.

Wunder der Heilung, TV-Dokumentation, 3Sat vom 04.02.2015, 20.15 Uhr

Amara Yachour: *Grüße aus dem Jenseits,* Salutano Verlag 2012.

Anhang

Erfahrungsbericht meiner Selbstheilung

Das bist du:
heil und gesund

Protokoll

Vorname	Name

Die aktuelle Situation
Nennen Sie kurz das Gesundheitsproblem: Wo und seit wann haben Sie welche Beschwerden?

Was ist mein Ziel?
Was möchten Sie wieder können? Wie möchten Sie sich wieder fühlen?   Benennen Sie dies in dem Wissen, dass dieser gewünschte Zustand in Ihnen angelegt ist (auch wenn es sich vielleicht in der letzten Zeit für Sie nicht so angefühlt hat). Wenn Sie mehrere Beschwerden haben, werden alle von Ihrer Lichtbehandlung profitieren. Doch greifen Sie bitte erst einmal die Gesundung eines Anliegens heraus, das Sie über vier Wochen fokussieren.

Aktuelle Einschätzung

Mein körperliches Befinden

1	2	3	4	5	6	7	8	9	10

kaum — sehr stark

Bitte kreuzen Sie an, wie sehr die derzeitigen Symptome Sie einschränken oder belasten.

Mein psychisches Befinden

1	2	3	4	5	6	7	8	9	10

miserabel — optimal

Bitte kreuzen Sie an, wie Ihr psychisches Befinden derzeit ist.

Ich mache die Lichtheilung:

morgens	mittags	abends

Bitte ankreuzen
(Es ist zu empfehlen, die Meditation möglichst immer zur gleichen Uhrzeit am besten gleich morgens zu machen.)

Erfahrungsbericht

Bitte notieren Sie täglich, wie Ihnen die Lichtheilung bekommt, welche Veränderungen Sie beobachten, was leichter wird, wie Sie sich fühlen, was anders ist.	
KW:	Ich beobachte:
Datum	

KW:	Ich beobachte:
Datum	

KW:	Ich beobachte:
Datum	

KW:	Ich beobachte:
Datum	

❤lichen Dank.

Einschätzung am Ende der Anwendung

Mein körperliches Befinden

1	2	3	4	5	6	7	8	9	10

gar nicht sehr stark

Bitte kreuzen Sie an, wie sehr die derzeitigen Symptome Sie einschränken oder belasten.

Mein psychisches Befinden

1	2	3	4	5	6	7	8	9	10

miserabel optimal

Bitte kreuzen Sie an, wie Ihr psychisches Befinden derzeit ist.

Erfahrungsbericht meiner Beziehungsheilung

Das sind meine Beziehungen:
hell und klar

Protokoll

Vorname	Name

Die aktuelle Situation
Nennen Sie kurz das Beziehungsproblem: Welche Störungen beobachten Sie?

Was ist mein Ziel?
Welche Qualitäten möchten Sie wieder erleben in Ihrer/n Beziehung/en? Wie möchten Sie sich wieder fühlen?
Benennen Sie dies in dem Wissen, dass dieser gewünschte Zustand bereits in Ihnen angelegt ist (auch wenn es sich vielleicht in der letzten Zeit für Sie nicht so angefühlt hat).
Wenn Sie mehrere Beziehungsproblematiken haben, werden alle von Ihrer Lichtbehandlung profitieren. Doch greifen Sie bitte erst einmal eine Situation zur Gesundung heraus, die Sie über drei Wochen fokussieren.

Aktuelle Einschätzung

Mein emotionales Befinden

1	2	3	4	5	6	7	8	9	10

miserabel optimal

Bitte kreuzen Sie an, wie Ihr emotionales Befinden derzeit ist.

Mein psychisches Befinden

1	2	3	4	5	6	7	8	9	10

kaum sehr stark

Bitte kreuzen Sie an, wie sehr die aktuelle Beziehungssituation Sie psychisch belastet?
(Das heißt der Umstand, dass die Situation im Moment so ist, wie sie ist.)

Ich mache die Lichtheilung:

morgens	mittags	abends

Bitte ankreuzen
(Es ist zu empfehlen, die Meditation möglichst immer zur gleichen Uhrzeit am besten gleich morgens zu machen.)

Erfahrungsbericht

Bitte notieren Sie täglich, wie Ihnen die Lichtheilung bekommt, welche Veränderungen Sie beobachten, was leichter wird, wie Sie sich fühlen, was anders ist.	
KW:	Ich beobachte:
Datum	

KW:	Ich beobachte:
Datum	

KW:	Ich beobachte:
Datum	

KW:	Ich beobachte:
Datum	

❤lichen Dank.

Einschätzung am Ende der Anwendung

Mein emotionales Befinden

1	2	3	4	5	6	7	8	9	10

miserabel optimal

Bitte kreuzen Sie an, wie Ihr emotionales Befinden derzeit ist.

Mein psychisches Befinden

1	2	3	4	5	6	7	8	9	10

gar nicht sehr stark

Bitte kreuzen Sie an, wie sehr Sie sich psychisch belastet fühlen.